こんなときどうする

ICD & CRT プログラミングのキモ！

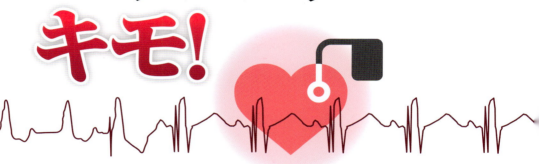

■ 監修
山科　章 東京医科大学名誉教授
みやびハート＆ケアクリニック名誉院長

■ 著者
五関善成 厚生中央病院副院長 / 循環器内科部長

MEDICAL VIEW

本書では，厳密な指示・副作用・投薬スケジュール等について記載されていますが，これらは変更される可能性があります。本書で言及されている薬品については，製品に添付されている製造者による情報を十分にご参照ください。

Points of Implantable Cardioverter Defibrillator and Cardiac Resynchronization Therapy
（ISBN 978-4-7583-2209-6　C3047）

Chief Editor：YAMASHINA Akira
　　　Author：GOSEKI Yoshinari

2025. 4. 1　1st ed.

©MEDICAL VIEW, 2025
Printed and Bound in Japan

Medical View Co., Ltd.
2-30 Ichigaya-hommuracho, Shinjuku-ku, Tokyo 162-0845, Japan
E-mail　ed@medicalview.co.jp

推薦の辞

　皆さんはスマートフォン（スマホ）を使っていると思う。スマホは移動通信システムだが，そのはしりは1980年代後半から普及し始めたポケットベルである。呼び出し音が鳴るだけだったが，オンコールの多い循環器科医にとってはとても便利（？）なものであった。その後，移動通信システムは飛躍的な進歩を続け，スマホは現在のわたしたちの生活に不可欠なものになっている。

　その間，植込み型心臓不整脈デバイス（デバイス）も著しく進歩してきた。植込み型除細動器（ICD）は臨床使用が可能となった1980年代後半には，開胸して除細動パッチを心外膜に縫い付け，大きな本体を腹壁に植込んでいた。機能も心室細動の感知とショックのみだったが，その後，飛躍的な進化を続けている。

　スマホは高機能・多機能になったが，使い切れない機能は多い。アプリも複雑で，予期せぬトラブルに巻き込まれることもある。デバイスも同様である。ICDを植込んだが，プログラミング，モニタリング，管理，トラブル時の対応など，さまざまな場面で課題があり，ついていけないと感じるかたも多いと思われる。両室ペーシング機能付き植込み型除細動器（CRT-D）になると，リード数，電極数は増え，その構造・機能はさらに複雑で，トラブルシューティングに難渋する。

　スマホはフリーズしても再起動で解決されることが多いが，デバイスではそうはいかない。治療の対象は重症心不全・重症不整脈を有する患者である。対応を誤ると著しい不快・苦痛・不利益を与え，場合によっては致命的になる。

　これだけ複雑になったデバイスが植込まれている患者を診るには，さまざまな状況における「こんなとき，どうする！」に応える必要がある。ところが著者が序文で述べているように，デバイスの各機能に十分精通し，常にアップデートして臨床に還元するためには，多大な努力が必要である。

　このニーズに応えるべく，『こんなときどうする　ICD & CRTプログラミングのキモ！』が上梓されることとなった。本書は『こんなときどうする　ペースメーカプログラミングのキモ！』に続く第2弾である。ICD，心臓再同期療法（CRT），CRT-D植込み後の定期フォローにおける「実践書」に位置付けられる内容となっているが，各社の最新のICD / CRT / CRT-Dの機能を項目ごとに比較解説することによって，背景となるコンセプトが理解しやすくなっている。理論に基づいた実践書であり，指南書である。わたし自身，監修にあたって丁寧に読み込んだが，目からうろこの連続で，多くの学びがあった。

　植込み型心臓不整脈デバイスにかかわる医師，メディカルプロフェッショナル，植込み型心臓不整脈デバイス認定士，デバイス情報担当者，あるいはそれらを目指している人に本書を推薦する。丁寧に読み込んでおけば，どんなときでも解決の糸口がみつかる書になると確信している。

令和7年3月

東京医科大学名誉教授
みやびハート＆ケアクリニック名誉院長

山科　章

序文

　心臓のデバイス治療に関連した機器の進歩は目覚ましいものがあり，各機能に十分精通し，常にアップデートして臨床に還元するためには多大な努力が必要である。拙書『こんなときどうする　ペースメーカプログラミングのキモ！』を令和元年5月に発刊して以降，幸いにして多くの読者のかたから好評をいただいた。そのなかで，植込み型除細動器（ICD）/心臓再同期療法（CRT）についても同様の書籍を発刊して欲しいというお言葉を数多くいただいた。しかし，ICD/CRTの機能はペースメーカに比べ格段に複雑で躊躇していたが，メジカルビュー社にも後押しいただき，第一歩を踏み出した。

　本書ではペースメーカと共通する部分は最小限の記述に留め，なるべくICD/CRTに特化した機能の解説に重点を置いた。一方で，『ペースメーカプログラミングのキモ！』と同様に各社のICD/CRT機能につき，項目ごとに比較解説することでアルゴリズムの違いや，その背景にある各社のコンセプトへの理解を深められるように配慮した。また，デバイス外来で想定される問題事例や起こり得る不具合への対策も追加し，定期フォローにおける「実践書」としての位置付けは踏襲した。

　デバイスのプログラミングは疾患に対する薬の処方と同じと筆者は考えている。シンプルなプログラミングで特に問題なく経過していれば変える必要はない。しかし，なにか問題が生じた場合には処方の変更が必要であるし，現在は問題ないが将来の予後改善を見据えて処方する場合もある。また，処方の変更にはメリットとともに副作用含めデメリットも常に存在し，その兼ね合いで判断する必要があると思う。不必要に複雑なプログラミングは避けるべきであるし，本書ではプログラミングを変更したときのメリットとともにそれに付随する注意点もなるべく併記するように心がけた。簡潔で的確なプログラミングを常に心がけていただければと思う。

　本書がICD/CRTフォローに携わる医師，メディカルスタッフ，そしてペースメーカ/ICD関連情報担当者（CDR）を目指す医療関係者のかたすべてにお役立ていただけることを祈念している。最後に，本書の刊行に際し自社製品の記載内容の確認や資料の提供，不明な情報を随時海外の本社に問い合わせいただいた各ペースメーカ会社の担当者の皆様，企画から刊行までご尽力いただいた編集部の皆様にこの場をお借りして心より感謝の意を表したい。

令和7年3月

厚生中央病院 副院長/循環器内科部長

五関善成

目次

CONTENTS

I 覚えてますか こんなこと，あんなこと
―プログラミング前の基本知識のおさらい！―

ペースメーカとICDの基本的な構造・機能の違い ········ 2
- 植込み型除細動器（ICD）の基本的構造と機能 ········ 2
- サイズ ········ 3
- 電池 ········ 3
- リード線 ········ 3

ICDにおけるペースメーカ機能設定の注意点 ········ 6
- モードの設定 ········ 6
- ペーシングの設定 ········ 6
- センシングの設定 ········ 8
  - 機能解説！ ペーシング後の自動感度調節 ········ 12

II 除細動器としての基本機能
―ICDプログラミング前の基本知識のおさらい！―

ICDの不整脈検出機能 ········ 14
- 心室頻拍（VT）/心室細動（VF）検出機能 ········ 15
- 上室頻拍（SVT）との識別 ········ 20
- コンバインドカウンタ ········ 24
  - 機能解説！ ノイズ識別機能 ········ 25

ICDの治療機能 ········ 26
- 抗頻拍ペーシング（ATP） ········ 26
  - 機能解説！ 追加バースト刺激 ········ 30
  - 機能解説！ Intrinsic ATP（iATP） ········ 31
  - 機能解説！ ATP One Shot ········ 32
- 電気ショック治療 ········ 32
- ATP During Charging / ATP Before Charging ········ 35
- コミッティドタイプ/ノンコミティドタイプ ········ 35

v

ICD：そのほかの治療関連 ... 36
出力波形 ... 36
機能解説！ DeFT Response ... 38
シングルコイルとデュアルコイル ... 38
充電時間 ... 39

ICDの治療設定のポイント ... 40
不整脈検出の設定 ... 40
不整脈治療の設定 ... 42

III 覚えてますか こんなこと，あんなこと ―CRTプログラミング前の基本知識のおさらい！―

ペースメーカとCRTの基本的な構造・機能の違い ... 48
サイズ ... 49
電池 ... 49
リード線 ... 50

CRT-P/CRT-Dにおけるペースメーカ機能設定の注意点 ... 52
モードの設定 ... 52
センシングの設定 ... 52
ペーシングの設定 ... 52

CONTENTS

IV 両室ペーシングとしての基本機能
―CRT-P/CRT-Dプログラミング前の基本知識のおさらい！―

CRT-P/CRT-Dのペーシングタイミング　58
- 房室間隔（AVディレイ）　58
- 心室伝導時間（VVディレイ）　58
- 至適AV/VV時間の自動設定　59
  - 機能解説！ AdaptivCRTとレートアダプティブAV機能　61
  - 機能解説！ SyncAVとSyncAV Plus　62

CRT-P/CRT-Dの左室ペーシング部位　67
- 至適左室ペーシング部位　67
- マルチポイントペーシング（MPP）　71
  - 機能解説！ MultiPointペーシング時の出力設定制限　72

CRT-P/CRT-Dの不整脈治療　74
- 発作性心房細動に対する治療　74
  - 機能解説！ 心房ATPのバッテリへの影響　76
- 心室不整脈　77

V フォローアップ時に知っておくべきこと

フォローアップ時に知っておくべきこと　80
- 外来時にチェックするべき基本項目　80
  - 機能解説！ EffectivCRT　83
- ワイヤレステレメトリ　85
  - 機能解説！ Bluetooth Low Energy（BLE）とは　87

VI こんなときどうする 再プログラミング
―覚えよう！ 取説には書いていないマル秘情報！―

ICD
緊急時設定のキモ：不整脈治療 …………………………………………… 90
- 植込み型除細動器（ICD）のショック作動を減らしたいとき ……………… 90
- 不適切作動時 ……………………………………………………………………… 91
  - 機能解説！ ハイパスフィルタ機能 ……………………………………… 93
  - 機能解説！ T Wave discrimination ……………………………………… 93
- エレクトリカルストーム（electrical storm）の場合 ………………………… 96
- 除細動閾値が高い（high DFT）場合 …………………………………………… 97
  - 機能解説！ DeFT Response ……………………………………………… 97
- 心室細動（VF）のアンダーセンシングを認めた場合 ………………………… 98
  - 機能解説！ VF Therapy Assurance（VFTA） ………………………… 99

緊急時設定のキモ：ジェネレータ・リード ……………………………… 101
- リード抵抗の急な上昇・低下を認めた場合 …………………………………… 101
  - 機能解説！ DynamicTx …………………………………………………… 103
  - 機能解説！ Sporadic high impedance ………………………………… 103
- ポケット刺激 ……………………………………………………………………… 104

アラート音が聞こえたら ……………………………………………………… 105

CRT
緊急時設定のキモ：ノンレスポンダーの場合 …………………………… 106
- 心臓再同期療法（CRT）緊急時設定のキモ：ノンレスポンダーの場合 …… 106
- 発作性心房細動が多い場合 ……………………………………………………… 107
  - 機能解説！ 伝導AFレスポンス …………………………………………… 108
  - 機能解説！ EffectivCRT During AF …………………………………… 109
- 心房のトラッキング不全 ………………………………………………………… 110
  - 機能解説！ トラッキングの優先（Tracking Preference） …………… 110
- 心室センシングイベントが増加したとき ……………………………………… 112

緊急時設定のキモ：ペーシング　113
- 陽極刺激(anodal stimulation)を認めた場合　113
- 横隔神経刺激(PNS)を認めた場合　114
- 左室リードの刺激閾値上昇を認めた場合　115
- 左室リードにlatencyを認めた場合　115

VII そのほか知っておきたい事項

主なICD/CRT-D不具合事象のまとめ　118
- 主な植込み型除細動器(ICD)/心臓再同期療法(CRT)の不具合事象のまとめ　118

特殊な状況での設定を求められた場合　120
- 電気メスを使用する場合　120
- 磁気共鳴画像(MRI)検査時　121
  - 【機能解説！】MRI AutoDetect　125
  - 【機能解説！】AUTOMRI　125
- そのほかの場合　125

S-ICD　126
- 完全皮下植込み型除細動器(S-ICD)とは　126
- センシング機能　127
  - 【機能解説！】SMART Pass　128
- 治療設定　128
- 治療　129
- ペーシング機能　129
- MRI撮影　129
- AFモニター　130

VIII 各種遠隔モニタリング機能を活用しよう

不整脈関連モニタリング 132
心房不整脈エピソードデータ 132
心室不整脈エピソードデータ 132

心不全関連モニタリング 135
OptiVol 2.0 136
Thoracic impedance 137
CorVue 138

そのほかの生体情報モニタリング 139
STモニタリング 139
S1，S3心音 140
睡眠傾斜 141
心拍変動（HRV） 141
呼吸関連情報 141
[機能解説！] HeartLogic 142
[機能解説！] HeartInsight 143

遠隔モニタリング 145

巻末付録1　ICD/CRT関連用語略語集 149
巻末付録2　代表的な各社デバイスとプログラマ比較一覧 150
索引 152

覚えてますか
こんなこと，あんなこと

プログラミング前の基本知識のおさらい！

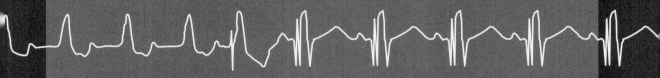

I

I 覚えてますか こんなこと，あんなこと―プログラミング前の基本知識のおさらい！―

ペースメーカとICDの基本的な構造・機能の違い

Point
- 植込み型除細動器（ICD）には徐脈治療用のペースメーカ機能に加え，頻拍治療機能が備わっています。
- 容積は30cc台，重量は60～80g台で，ペースメーカの約3倍程度です。
- ショックリードはペーシング・センシングを行う極性により，トゥルーバイポーラとインテグレーテッドバイポーラとに分けられます。

植込み型除細動器（ICD）の基本的構造と機能

ICDとは

　ICDは，心室頻拍（VT）や心室細動（VF）のような頻脈性不整脈による突然死の予防を図るための機器です。ICDは作動回路と電池を兼ねたデバイス本体，心房リード，ショックリード（ペースメーカの心室リードに除細動用コイル電極が追加）から構成されています。徐脈治療用のペースメーカ機能に加え，頻拍治療機能が備わっています。体内に植込まれて常に心臓の動きを監視し，突然起こるVTやVFに対して抗頻拍ペーシングや電気ショックを与えて心室不整脈を停止させます。また，ICDは観察された不整脈の情報，電池の使用状況，本体の設定や作動内容など多くの情報を記録保存し，この情報はペースメーカと同様，プログラマとよばれる外部装置で読み取ることができます。

ICD：
implantable
cardioverter
defibrillator

VT：
ventricular
tachycardia

VF：
ventricular
fibrillation

ICDの進化

　1980年に世界初のICDの人体への植込みが開胸手術で行われて以降，改良が進みジェネレータの小型化，メモリ機能の拡充や遠隔モニタリングが可能になるなど進化を続けています。現在の機種は第五世代とよばれ，経静脈リードシステムになった第三世代，胸部植込みが可能になった第四世代に続いて心房リードを用いたDDDペーシングも可能になっています。ペースメーカと同様，ICDにも心室リードのみのシングルチャンバーと心房リードもあるデュアルチャンバーとがありますが，ペースメーカと異なり心室のショックリードは必須のため，心房リードのみのシングルチャンバーはありません。

サイズ

　ICD本体（カン）の内部は電子回路，電池，ショック放電のためのキャパシタで構成されており，本体にはリード接続のためのヘッダーがあります（図1）。カンの素材はペースメーカと同じチタンでできていますが，このカンが除細動電極として使用される特徴があります。容積は30cc台，重量は60〜80g台で，ペースメーカの約3倍程度です。また各社のデザインの違いにより，厚みは9.9〜13mm程度と差があります。

図1 ICDの基本構造

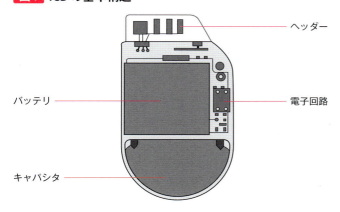

電池

　ペースメーカに利用されている電池の多くはヨウ素リチウム電池です。一方，ICDには銀酸化バナジウム・リチウム電池などが利用されています。これはヨウ素リチウム電池（ペースメーカ用電池の内部抵抗は新品でも100Ω程度）と比較してきわめて低い内部抵抗（0.2〜0.4Ω）によりショック放電に要する電気を短時間でキャパシタに蓄えることが可能なためです。

　各社のデュアルチャンバーICDのサイズと電池寿命を示します（表1）。

リード線

　ICDリードでは右室のペーシング，センシング電極と除細動用のコイル電極，およびそれぞれにつながるコンダクタが1本にまとめられており，複雑なマルチルーメン構造になっています。

　リード線はショック治療のコイル電極数によりシングルコイル，デュアルコイルに分けられます。シングルコイルは右室のみにコイルがあり，デュアルコイルは右室と上大静脈の2カ所にコイルがあります。除細動用のコイル電極の材質はペースメーカと同様のプラチナ-イリジウム合金であり，リードの外側にコンダクタがコイル状に巻き付けられています。VT/VFを停止するための電気ショックは，右室コイルとカ

I 覚えてますか こんなこと，あんなこと—プログラミング前の基本知識のおさらい！—

表1 各社のデュアルチャンバー ICD の比較

機種 （会社名）	容積 (cc)	重量 (g)	高さ / 幅 / 厚み (mm)	電池寿命（年） （条件：ペーシング率0% / リードインピーダンス500Ω / 年間ショック作動数2回）
Cobalt XT DR （Medtronic社）	33.7	80	67.5 / 50.5 / 13.4	12.3
RESONATE DR EL （Boston Scientific社）	31	71.4	76.8 / 53.7 / 9.9	14.2＊
Gallant DR （Abbott社）	31	71	69 / 51 / 12	10.4
Acticor 7 DR-T （BIOTRONIK社）	32	77	60 / 66.5 / 10	14.1
Ulys DR （MicroPort社）	33	86	72.3 / 54.3 / 11.1	17.5＊＊

＊：年4回フルチャージ。＊＊：ショック治療なし，リモートモニタリングON。

図2 ショックリードのコイル数による通電経路

a：デュアルコイル

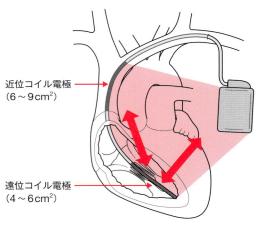

近位コイル電極
（6〜9cm²）

遠位コイル電極
（4〜6cm²）

b：シングルコイル

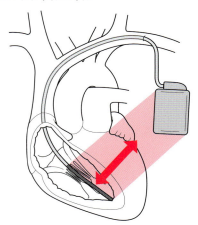

ンの間，あるいは右室コイルとカン＋上大静脈コイルの間で通電が行われます（図2）。
　ペーシング・センシングを行う極性によってもリードは分類され，先端のチップ電極（リードの遠位側：陰極）と手前のリング電極（リードの近位側：陽極）間でこれを行うタイプのトゥルーバイポーラと，先端のチップ電極を陰極，ショック用右室コイルを陽極とするタイプのインテグレーテッドバイポーラとがあります（図3）。インテグレーテッドバイポーラは右室リング電極をなくしたことで構造がシンプルになり耐久面で有利で，リードを細くできる利点もあります。一方，右室コイルが広範囲の心

図3 ICDリードのペーシング・センシング方式による分類

a：トゥルーバイポーラ

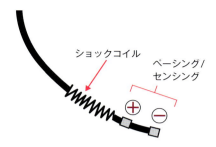

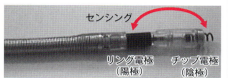

b：インテグレーテッドバイポーラ

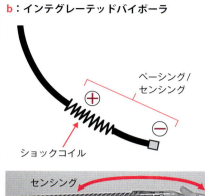

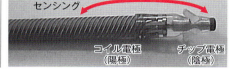

内心電図波形をセンシングするため，心房波のオーバーセンシングや心室波のダブルカウントをきたす可能性も指摘されています。また，トゥルーバイポーラでもプログラマによりインテグレーテッドバイポーラへ極性変更が行える機種（Medtronic社）もあります。

I 覚えてますか こんなこと，あんなこと─プログラミング前の基本知識のおさらい！─

ICDにおけるペースメーカ機能設定の注意点

Point
- 植込み型除細動器（ICD）のモード設定は基本的にはペースメーカと同様です。不要な右室ペーシングは避けましょう。
- ICDのペーシング設定には徐脈に対する設定，頻脈に対するペーシング治療の設定，Post shock pacingの設定があります。
- ICDのセンシング設定は自動感度調節により行われますが，不規則に波高が変化する心室細動中には，高い波高後に感度が鈍くなり，間欠的にアンダーセンシングする場合があります。

モードの設定

　植込み型除細動器（ICD）は徐脈性不整脈に対するペースメーカ機能を有しており，モードの選択は基本的にペースメーカと同様です。洞結節や房室結節機能に問題がなく徐脈に対するペーシングの必要がない場合，心房細動（AF）などの上室不整脈合併の可能性が低い場合，若年発症の疾患（Brugada症候群，QT延長症候群など）で上室不整脈や徐脈の合併がない場合は心室リードのみですむシングルチャンバーが推奨され，モードはVVI（VVIR）が選択されます。一方，洞不全症候群や房室ブロックなどの場合は心房リードも挿入し，DDD（DDDR）モードが選択されます。また，徐脈に対するペーシング非適応患者であってもAFや上室頻拍が存在する場合，ICD不適切作動の回避を目的として心房リードを挿入しDDD（DDDR）やDDI（DDIR）モードが選択されます。

　2019年に発表された，米国不整脈学会や関連学会によるICDの設定・治療に関するエキスパートコンセンサス[1]を示します（**表1**）。ICD植込み患者を対象とした研究では，右室ペーシング率の増加は心不全リスクや総死亡率が増加することが報告されています。デュアルチャンバーとシングルチャンバーのどちらであっても不必要な心室ペーシングを避ける必要があり，このエキスパートコンセンサスでも右室ペーシング抑制機能を併用することが推奨されています。右室ペーシング抑制機能（MVP，RYTHMIQ，AV Search＋，VIP，Vpサプレッション，SafeR）の詳細については，姉妹書『ペースメーカプログラミングのキモ！』p96を参照してください。

ペーシングの設定

　ICDのペーシング設定には，①ペースメーカと同様の徐脈性不整脈に対する設定，②頻脈に対するペーシング治療の設定（p26「ICDの治療機能」参照），③Post

ICD：
implantable cardioverter defibrillator

AF：
atrial fibrillation

表1 ICDモード設定に関するエキスパートコンセンサス

会社名	シングルチャンバー	デュアルチャンバー
Medtronic社	VVI 40 bpm	DDD（MVP±レートレスポンス考慮）
Boston Scientific社	VVI 40 bpm	DDD（RYTHMIQまたはAV Search＋±レートレスポンス考慮）
Abbott社	VVI 40 bpm	DDD（VIP±レートレスポンス考慮）
BIOTRONIK社	VVI 40 bpm	DDD（IRS Plus±CLS考慮）またはDDDとVpサプレッション±レートレスポンス
MicroPort社	VVI 40 bpm	SafeR±レートレスポンス（完全房室ブロックの際はDDD考慮）

MVP：Managed Ventricular Pacing, VIP：Ventricular Intrinsic Preference, IRS：Intrinsic Rhythm Support, CLS：Closed Loop Stimulation

（文献1を参考に作成）

shock pacingの設定の3つが必要です。電気ショックで心室細動（VF）や心室頻拍が停止した後は一時的に心停止となり、自己心拍が出ない場合があります。ICDでは、それをバックアップする方法として一時的にペーシングして心拍を確保する機能を備えており、これをPost shock pacingといいます。Post shock pacingは通常の抗徐脈ペーシングモードと同じ、または異なるペーシングモード、ペーシングパラメータによる抗徐脈ペーシング治療が可能です。

　通常は脳への血流を最低限確保できるだけの心拍数に設定するため、Post shock pacingのレートは40 bpm程度に設定しますが、除細動後、基本レートを高めに設定（オーバードライブ機能）して心拍出量の増加を期待する場合もあります。例えばMedtronic社では、ノミナルではオーバドライブ機能はOFFになっていますが、この機能をONにするとレート70～120 bpm、ショック後ペーシング持続時間30秒～2時間で設定が可能です。ただし、除細動後のポーズ中にペーシングすることで再度不整脈を誘発しないようにすることが重要です。一方、除細動後の心室ペーシングは催不整脈性を考慮して避けたいもののレートを上げたいときには、DDIやAAI設定も可能です。ただし、AAI設定では房室ブロックに注意が必要です。

　また、除細動後は一時的に心臓の反応が鈍くなることがあるので、一時的に決められた時間を高出力でペーシングするように設定します。Post shock pacingは、通常ショック後に作動する時間を30秒～1分以内に設定するので、その間はPost shock pacing機能が働き、時間がくれば通常の抗徐脈ペーシング機能に移行します。洞不全や房室ブロックなどの徐脈性不整脈がなくペースメーカとしての抗徐脈ペーシングの必要がない場合は、抗徐脈ペーシングをOFFとすることもありますが、頻脈治療後になんらかの原因で徐脈が遷延することも想定してレート40～50 bpmの抗徐脈ペーシングを設定しておくことが望まれます。各社のPost shock pacingの設定を示します（表2）。

VF：ventricular fibrillation

I 覚えてますか こんなこと，あんなこと―プログラミング前の基本知識のおさらい！―

表2 各社のPost shock pacing設定※

機種 （会社名）	ベーシックレート	ショック後ペーシング持続時間	出力
Cobalt XT DR （Medtronic社）	30～150ppm	25拍固定	1.0～8.0V
RESONATE DR EL （Boston Scientific社）	30～185ppm	15sec, 30sec, 45sec, 1min, 1.5min, 2min, 3min, 4min, 5min, 10min, 15min, 30min, 45min, 60min	0.1～5.0V
Gallant DR （Abbott社）	30～100ppm	OFF, 30sec, 1min, 2.5min, 5min, 7.5min, 10min	0.25～7.5V
Acticor 7 DR-T （BIOTRONIK社）	30～160ppm	OFF, 10sec, 30sec, 1min, 2min, 5min, 10min	7.5V/1.5msec固定
Ulys DR （MicroPort社）	50～90ppm	10sec, 20sec, 30sec, 1min, 2min, 3min, 4min, 5min	1.0～6.0V

※：ノミナル設定ではOFFになっている場合が多い。

センシングの設定

　ICDのセンシング回路はペースメーカと同様，増幅器，帯域除去フィルタ，整流器，レベル検出器から構成されています（図1）。ICDが治療対象とするVFは特に電位波高値が低く，アンダーセンシングする可能性があります。VFのアンダーセンシングは致命的で，確実なセンシングが必要となります。ペースメーカで使用されている固定感度センシングでは，VFの心内電位をアンダーセンシングしてしまう危険性が高くなります。また，低電位のVFのためにセンシング感度を鋭くしすぎた場合，洞調律時にT波をダブルカウントして不適切作動する危険性もあります（図2）。この2つの問題点を解決するために，ICDのセンシングは自動感度調節を使用します。

自動感度調節

　自動感度調節はR波をセンスした後，自動的にセンシング感度を漸減させる方式です。漸減するセンシング感度の開始値はセンスした直前のR波高値により変動させ，その後設定された割合で最高感度までセンシング感度を漸減します。VF中には通常洞調律時の25％程度に減少するR波高を確実にセンスしつつ，洞調律時にはT波の

図1 ICDに入力された信号の処理

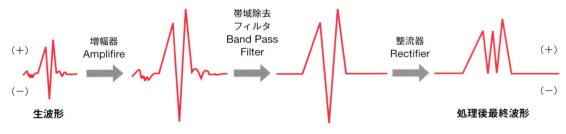

図2 固定感度の場合の不具合事象

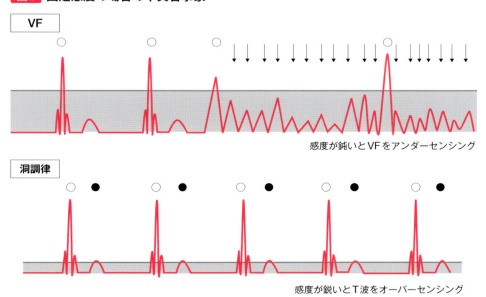

感度が鈍いとVFをアンダーセンシング

感度が鋭いとT波をオーバーセンシング

図3 自動感度調節

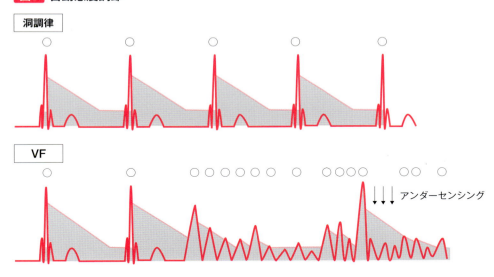

ダブルカウントを回避します。しかし**自動感度調節は作動特性上，大きな心内波高の後の小さな波高はセンシングすることができない**ため，不規則に波高が変化するVF中には高い波高後などに間欠的にアンダーセンシングする場合があります（**図3**）。除細動閾値試験やショック治療が行われた場合には，アンダーセンシングの状況を確認する必要があります。

　自動感度調節は最高感度や上限閾値（UpperThreshold），上限閾値保持機能，感度漸減の時定数など，メーカーごとに独自のアルゴリズムが用いられています（**表3**）。いずれも1心拍ごとに各R波高が測定され，それにより上限閾値が設定されます。ま

表3 各社の右室自己波センシング設定

機種 (会社名)	Cobalt XT DR (Medtronic社)	RESONATE DR EL (Boston Scientific社)	Gallant DR (Abbott社)	Acticor 7 DR-T (BIOTRONIK社)	Ulys DR (MicroPort社)
心室最高感度	0.15～1.2 mV <u>0.3 mV</u>	0.15～1.5 mV <u>0.6 mV</u>	0.3～1.0 mV <u>0.5 mV</u>	0.5～2.5 mV <u>0.8 mV</u>	0.2～4.0 mV <u>0.4 mV</u>
心室センシング不応期	120 msec	135 msec	<u>125</u>, 157 msec	110 msec	95 msec
上限閾値	75％または感度設定の10倍のどちらか小さいほう	75％	<u>50</u>, 62.5, 75, 100％	<u>50</u>, 75％	R波高値により設定方法が異なる
上限閾値保持機能	なし	なし	Decay Delay (0, 30, <u>60</u>, 90, 125, 160, 190, 220 msec)	上限閾値ホールド (110～500 msec) <u>350 msec</u>	なし
感度の減衰速度と形式	450 msecかけて1/3感度へその後，最小感度まで指数関数状	35 msecごとに前値より1/8ずつ感度が鋭くなる 階段状	1 mV/312 msec 直線状	12.5％/156 msec 階段状	R波高値により減少速度が異なる 階段状
備考	—	—	R波>6 mVのときは6 mV，R波<2 mVのときは2 mVに換算することで上限閾値によらず開始閾値が1～6 mVに収まる	上限閾値保持期間後は感度は下限閾値(<u>25％</u>, 50％)に切り替わる	—

下線部：ノミナル設定。

た最高感度を設定することで，ノイズのオーバーセンシングを防ぎます。<u>右室最高感度を0.6 mVより高い値に設定することは，テスト目的の場合を除いて推奨されません</u>。このような設定を実施するとアンダーセンシングを招き，頻脈性不整脈の検出不全から治療の遅延につながる可能性があります。

　自動感度調節についてAbbott社を例に説明します（図4）。心内電位感知後にセンシング不応期がスタートします。センシング不応期内ではすべて同一心内電位とカウントされ，一番大きな波高値を計測します。標準設定においては，上限閾値はセンシングしたR波高の62.5％に調整されます。すなわちR波高が6 mVの場合，上限閾値は3.75 mVになります。そしてセンシング不応期および設定されたDecay Delay期間後に最高感度に向かって決められた時定数にしたがい，徐々に感度を直線的に減衰させていきます。このDecay Delayを設定することにより，減衰開始が遅れ，感度を鋭くすることなく，T波などのオーバーセンシングを回避できます。

　Medtronic社は最大R波高を感知したタイミングで，設定された上限閾値でセンシングが開始され，指数関数的に450 msecかけて1/3の感度へ減少し，その後設定された最高感度まで指数関数状に減少します（図5a）。またBoston Scientific社はR波

図4 Abbott社の自動感度調節

Abbott社の自動感度調節の原理は、①最高感度、②センシング不応期、③上限閾値、④Decay Delayからなります。

①最高感度：最大限感度が鋭くなるラインで、この高さまで感度が鋭くなっていきます。

②センシング不応期：従来の不応期の意味とは異なり、この期間の波高値の一番大きい高さを確認する期間のことです。このセンシング不応期に収まるものは、1心拍としてカウントします。図のように波高が二峰性の場合、センシング不応期内に入っているため1心拍としてカウントし、そのなかで一番大きな山の波高値が最大の波高値となります。

③上限閾値：②で計測した波高値に対して何％のところから感度を鋭くさせるのかを決める設定です。上限閾値を62.5％と設定した場合、波高値が4mVであれば感度を上昇させる高さは2.5mVから開始となります。感度の上昇はセンシング不応期が終了した後からスタートし、一定の割合で直線的に上昇します。上昇中にそれ以上の波高値が出てきた場合は、センシングすることができます。

④Decay Delay：心室の場合、脱分極が終わった後には再分極があり、心電図でいうQRS波の後にT波が必ずくるため、心内電位でもそのT波をオーバーセンシングしてしまうことがあります。そのため、感度を鋭くする開始ポイントをセンシング不応期が終わったあとから少し後ろにずらすことにより、T波のセンシングを回避することができます。その後ろにずらす設定がDecay Delayです。

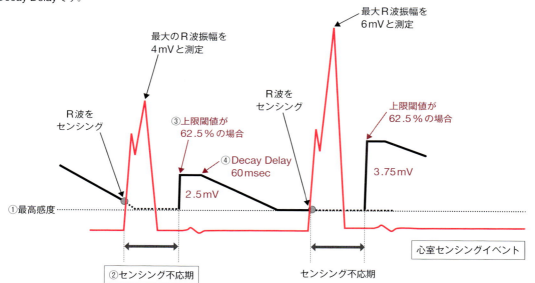

図5 Medtronic社とBoston Scientific社の自動感度調節の比較

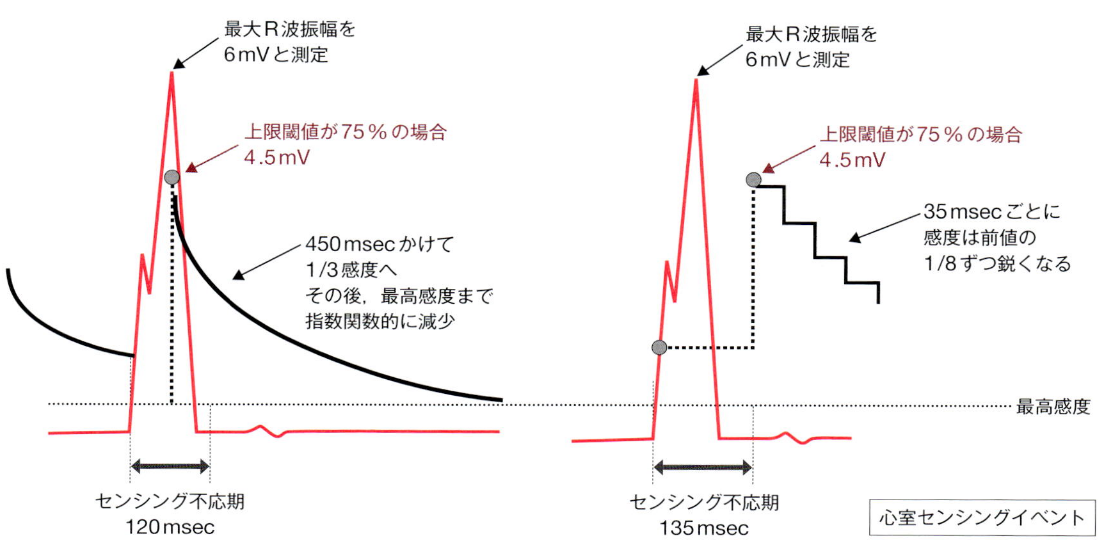

を感知後のセンシング不応期終了時点のタイミングで，設定された上限閾値でセンシングを開始し，35msecごとに前値の1/8ずつ階段状に感度を減少していきます（図5b）。BIOTRONIK社ではAbbott社と同様に，センシング不応期終了後に上限閾値を設定時間だけ維持する上限閾値ホールドという機能があり，上限閾値ホールド期間後に最小感度に向かい階段状に感度を減少していきます。MicroPort社の自動感度調節は少し複雑で，R波高が1.6mV以下の場合，心室の感度は次の心室感知イベントまで設定感度が維持されます。それ以外の場合は1.6mV＜R波高≦4mVの場合，4mV＜R波高≦6mVの場合，R波高＞6mVの場合の3パターンに分けられ，それぞれ上限閾値の設定方法および最高感度までの階段状の感度の減衰パターンが異なります。

> **機能解説！**
>
> **ペーシング後の自動感度調節**
>
> 本項では自己R波を感知した際の自動感度調節について解説しましたが，通常感度の設定は自己R波とペーシング後のR波とでは異なります。
>
> すなわち，自己R波のセンシングイベントの場合はセンシングした時点ですでに心室の脱分極は進行中であるのに対し，ペーシングの場合はペーシングにより心筋の脱分極が開始するため，センシングしてから心筋全体の脱分極終了まで時間がかかります。
>
> したがってR波のダブルカウントやT波のオーバーセンシングを防ぐためには，通常センシング不応期はペーシング後のほうが自己R波の場合と比較してノミナルで100～150msec程度長く設定されていることが多いです。

◆ 文献

1) Stiles MK, Fauchier L, Morillo CA, Wilkoff BL : 2019 HRS/EHRA/APHRS/LAHRS focused update to 2015 expert consensus statement on optimal implantable cardioverter-defibrillator programming and testing. Heart Rhythm 17（1）: e220-e228, 2020.

除細動器としての
基本機能

ICDプログラミング前の基本知識のおさらい！

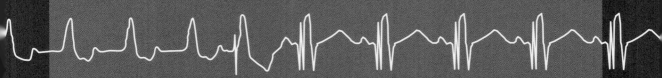

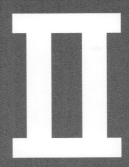

II 除細動器としての基本機能 —ICDプログラミング前の基本知識のおさらい！—

ICDの不整脈検出機能

Point
- 心室細動（VF）や心室頻拍（VT）などの頻脈性心室不整脈の検出において，心拍数やRR間隔は最も基本的な指標になります。
- VT検出では連続周期アルゴリズム，カウント増減アルゴリズム，X/Y検出アルゴリズムが用いられます。
- VF検出では主にX/Y検出アルゴリズムが用いられます。
- 上室不整脈（上室頻拍）とVTとの識別強化機能としてオンセット基準，スタビリティ基準，QRS波形識別，P/Rパターン識別があります。
- 再検出のアルゴリズムではVT/VF再検出拍数の値を初期検出拍数の値より低くプログラムして，再検出を迅速化できるようにします。
- VT/VF検出がいずれもONにプログラムされている場合，植込み型除細動器（ICD）は自動的にコンバインドカウント検出基準が作動します。

　心室細動（VF）や心室頻拍（VT）などの頻脈性心室不整脈の検出においては，心拍数やRR間隔は最も基本的な指標になります。設定された心拍レートよりも早い心拍数，もしくは設定されたRR間隔より短いRR間隔が記録された場合に頻拍と認識開始し，設定された持続拍数もしくは持続時間を満たした場合に治療を開始します。そして治療後は頻拍が停止したかを確認し，頻拍が持続していると判断した場合にはさらに治療を加えるといった手順を繰り返していきます（図1）。VTとVFでは検出アルゴリズムが異なるため，以下代表的なものについて解説します。

VF：ventricular fibrillation
VT：ventricular tachycardia

図1 植込み型除細動器（ICD）の作動の流れ

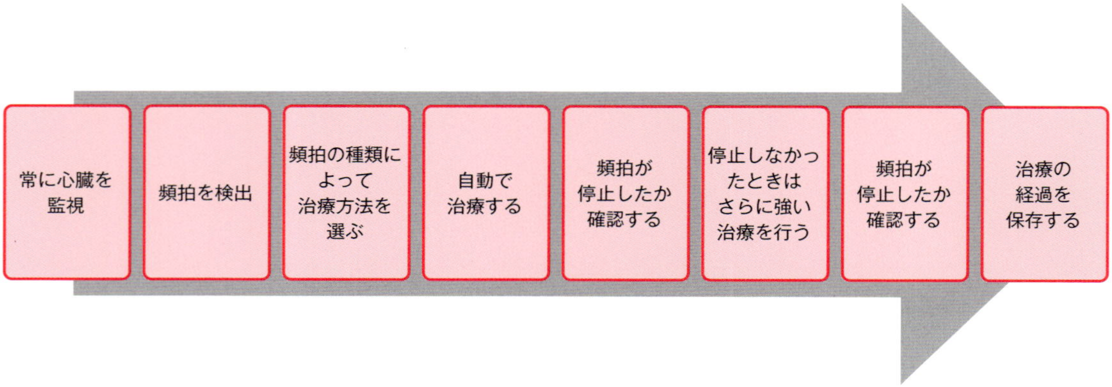

常に心臓を監視 → 頻拍を検出 → 頻拍の種類によって治療方法を選ぶ → 自動で治療する → 頻拍が停止したか確認する → 停止しなかったときはさらに強い治療を行う → 頻拍が停止したか確認する → 治療の経過を保存する

VT/VF検出機能

VT検出アルゴリズム

ⅰ）連続周期アルゴリズム（Medtronic社，Abbott社）

　VT検出の代表的なアルゴリズムは連続周期アルゴリズムです。これは，あるRR間隔があらかじめVTゾーンとして設定されたRR間隔（TDI）よりも短いとVTカウントが1増加し，これが連続して設定されたカウント数（NID）を超えるとICDがVTとして認識する方法です。例えばVT検出拍数の値を16にプログラムした場合，16回の連続したRR間隔（VTカウント）をVTイベントと分類し，VTとします（図2）。

TDI：tachycardia detection interval
NID：number of intervals needed to detect

図2 連続周期アルゴリズム（Medtronic社）

連続周期アルゴリズムについてMedtronic社を例に説明します。
TDIが400msec，NIDが8の設定です。400msec以下のRRインターバルの心室興奮があるとカウントを開始します。400msec以下のRRインターバルが連続するとカウントは1ずつ増加しますが，400msecより長いRRインターバルが記録されるとリセットされ，カウント数は0になります。
8個連続して400msec以下のRRインターバルが記録されると，VTとして検出されます。

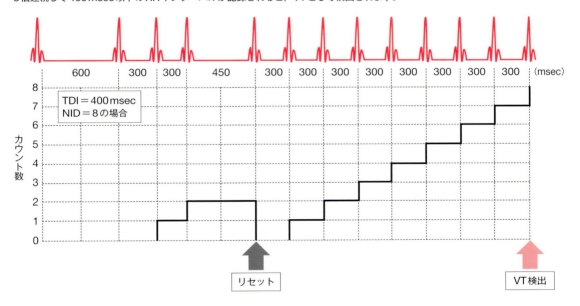

　VTは心内電位およびRR間隔が安定しているため，このアルゴリズムが用いられます。ただし，**RR間隔が1回でも設定したVT間隔より長いとカウント数はゼロに戻ってしまうため注意が必要です**。例えば，設定されたRR間隔前後のRR間隔のVTに対してはリセットを繰り返し，検出が遅れる可能性があります。

　この欠点を補うためにAbbott社では，直近のRR間隔（CI）およびその直前の3心拍を足して4で割ったもの（IA）とを用いた振り分け方式でカウントを行います。IAを用いることで，レートの変化をスムーズにとらえることができます。また振り分け方式を用いることで，1心拍の設定されたRR間隔延長でリセットされてしまうのを防ぐことができます（図3）。

CI：Current Interval
IA：Interval Average

図3 連続周期アルゴリズム（Abbott社）

連続周期アルゴリズムについてAbbott社を例に説明します。
a：便宜上，VTのTDIが400msec，NIDが8，VFのTDIが280msec，NIDが8の設定とします．CIおよびIAを用いて，CI，IAともRR間隔が400msecより長いときは洞調律（sinus）に分類され，400msec以下で280msecより長い場合はVTに，280msec以下の場合はVFにそれぞれ分類されます．
b：次にBinning方式といって，CIとIAそれぞれの分類パターンにより最終的にsinus，VT，VFに振り分けられます．

a：CIとIA

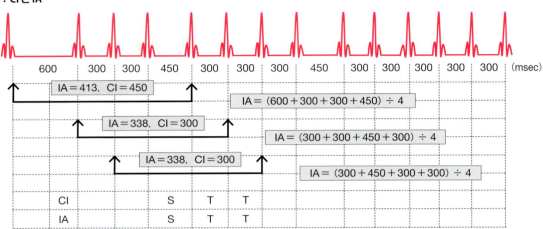

S：Sinusゾーン
T：VTゾーン

TDI（VT）＝400msec，TDI（VF）＝280msec，NID＝8の場合

b：Binning方式

	CI	IA	振り分け先
①	Sinus	Sinus	Sinus
②	VT	VT	VT
③	VF	VF	VF
④	VT	Sinus	保留
⑤	VF	Sinus	保留
⑥	VF	VT	VF
⑦	VT	VF	VF

● CI，IAがともに同じゾーン設定内にある
　→ 同じゾーンへ振り分け　①，②，③
● CI，IAが異なるゾーン設定内にある
　→ 速いゾーンへ振り分け　⑥，⑦
● CI，IAのどちらかがsinusゾーン設定内にある
　→ 保留　④，⑤

（図3 p17に続く）

図3 連続周期アルゴリズム（Abbott社）（続き）

c：1拍ごとに，a，bに示した振り分けのルールに基づきVTまたはVFに振り分けられてカウントが1ずつ増えていきます。途中1拍CIが延長して400 msecより長く（sinusゾーン）なっていますが，IAが400 msec以下（VTゾーン）のためすぐにはリセットされず，Binning方式に基づきカウントが保留されるにとどまります。もしCI，IAとも400 msecより長ければsinusに振り分けられリセットされます。NIDの8を満たした時点でVTとして検出されます。

c：Binning方式の実際

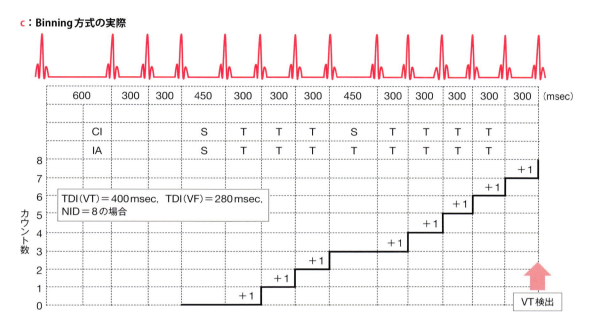

ii）カウント増減アルゴリズム（BIOTRONIK社）

　VTゾーンとして設定したRR間隔より短いRR間隔によって検出カウンタは1ずつ増加します。逆に，設定したVTゾーンよりも長いRR間隔によりカウンタの値は1つ減少します。設定されたカウンタ値を満たすと，VTとして検出されます（図4）。連続周期アルゴリズムと異なり，1心拍設定されたRR間隔より長くてもカウンタはリセットされません。

iii）X/Y検出アルゴリズム（Boston Scientific社，MicroPort社）

　VTゾーンの基準を満たすRR間隔が記録されると，VTの検出ウィンドウが開始します。ウィンドウ内では常に直近心拍のRR間隔が計測されており，直近Y個のRR間隔のうちX個のRR間隔がVTゾーンとして設定したRR間隔より短い場合にVTとして検出されるアルゴリズムです。X/Yの比率は60～80％で設定されています。例えばVT検出拍数の値を30/40とプログラムした場合，直近40個のRR間隔のうち30個以上をVTイベントと分類した場合にVTとして検出します。カウント増減アルゴリズムと同様に，1心拍が設定されたRR間隔より長くてもカウンタはリセットされません。

　Boston Scientific社を例に説明します（図5）。同社では遅延時間タイマという機能があり，X/Yアルゴリズムが2段階で判定されます。すなわち心室の直近10個のRR間隔が常に観察されており，10個のRR間隔のうち8個が設定されたRR間隔より短

図4 カウント数増減アルゴリズム（BIOTRONIK社）

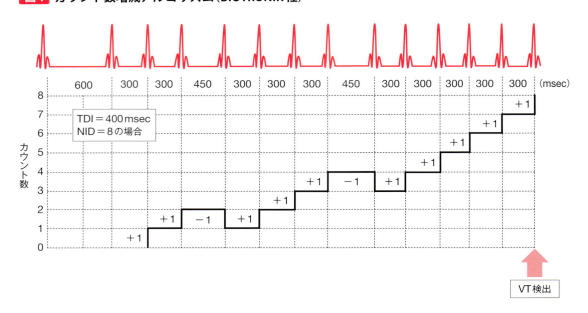

図5 X/Y検出アルゴリズム（Boston Scientific社）

心室の直近10個のRR間隔が常にスライディングしながら観察され，10個のRR間隔のうち8個が設定されたRR間隔より短い基準を満たした時点でエピソードとして認識され遅延時間タイマが開始されます．遅延時間タイマ開始後は，プログラムされた遅延時間が終了するまで同様にスライディングしながらRR間隔の評価は継続され，エピソードが継続し設定された遅延時間が終了したときに，最後のRR間隔も設定されたRR間隔より短ければ心室頻拍として検出します．

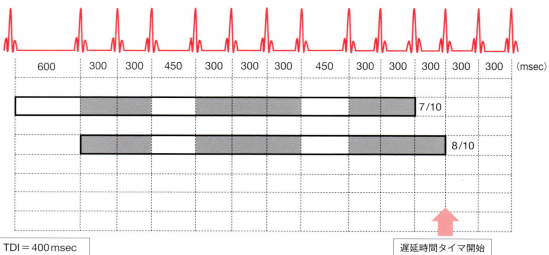

ければエピソードとして認識され，遅延時間タイマが開始されます。プログラムされた遅延時間が終了するまでそれぞれのRR間隔の評価は継続され，10個のRR間隔のうち6個のRR間隔が設定された間隔より短ければエピソードは継続と判断され，6個を満たさないとエピソードは終了と判断されます。エピソードが継続し設定された遅延時間が終了するときに，最後のRR間隔も設定されたRR間隔より短ければVTとして検出します。

またMicroPort社では，X/Y方式と連続周期を組み合わせた2段階のアルゴリズムを用いています。すなわちノミナル設定ではX/Y＝6/8であり，直近8個のRR間隔のうち6個以上をVTイベントと分類した場合にVTとして第1段階の検出が行われます。次に設定された持続周期（ノミナルは12回）中に6/8のVT検出が維持されると最終的にVTとして検出されます。

VF検出アルゴリズム

VF中は心内電位の振幅やレートが不規則に変動するため，間欠的にアンダーセンシングを起こす可能性が高くなります（p6「ICDにおけるペースメーカ機能設定の注意点」参照）。VT検出の連続アルゴリズムのように心拍を1つ検出しないことでVFカウンタがリセットされ，VFの検出が遅れることは避けるべきです。そのため，**VFの検出にはAbbott社以外どのメーカーもX/Yアルゴリズムを用いています**。このアルゴリズムであれば連続して基準を満たす必要がないため，間欠的にアンダーセンシングがあってもそのつどリセットされることなく検出が継続されます。

一方，Abbott社の植込み型除細動器（ICD）にはVF THERAPY ASSURANCE（VFTA）という機能が搭載されています。これは血行動態が不安定である可能性が高い不整脈（多形性VTやVF）に対してアンダーセンシングを減らし，治療までの時間を短縮するためにデザインされたアルゴリズムです。ディスクリミネータチャネル（Far Field channel）で波高の低いセンシング不良なシグナルを探し，VFTA基準を満たすと自動で検出パラメータを変更し，治療可能性を担保します（p90「ICD 緊急時設定のキモ：不整脈治療」参照）。

各社のVT/VF検出のアルゴリズムの比較を示します（**表1**）。

ICD：
implantable cardioverter defibrillator

再検出のアルゴリズム

VT/VF治療後，デバイスが心室調律を評価し，心室不整脈が継続中か判断する検出基準です。**一般的にはVT/VF再検出拍数の値を初期検出拍数の値より低くプログラムして，再検出を迅速化できるようにします**。ただし機種にもよりますが，再検出の際には後述する上室頻拍（SVT）との鑑別機能が設定できないなど，設定機能が制限される場合が多いです。

例えばMedtronic社では，VT/VFエピソードが停止したと判断するのは，連続8個のRR間隔がVT/VF検出TDI以上の長さであった場合，または20秒が経過して，その間における直前のRR間隔12個の中央値がVT/VF検出TDIよりも常に長い場合です。また再検出中は，T波識別機能およびスタビリティ機能を除いて，そのほかの識別機能は適用されません。

SVT：
supraventricular tachycardia

表1 各社の頻脈性心室不整脈検出様式（3ゾーン設定時）

p40「ICDの治療設定のポイント」でも述べますが，ICDはVTを脈拍数の速さにより2ゾーン（VTと速いVT（FVT））に分けて設定することが多いので，本表でもVFも含めた3ゾーンに設定する場合の機能をまとめています。

	Cobalt XT DR (Medtronic社)	RESONATE DR EL (Boston Scientific社)	Gallant DR (Abbott社)	Acticor 7 DR-T (BIOTRONIK社)	Ulys DR (MicroPort社)
遅いVT検出方法	連続周期	X/Y検出	連続周期	カウント数増減	X/Y検出と連続周期
検出レート(bpm)/インターバル(msec)（下限）	280～650, 360 msec	90～200, 140 bpm	101～260, 150 bpm	270～600 ノミナル値なし	130～230, 190 bpm
持続周期（サイクル）	12～100, 16	8/10（固定）後に遅延時間（1～60秒），2.5秒	8～100, 18	10～100, 28	6/8, 9/12, 12/16 4～200, 12
速いVT（FVT）検出方法	連続周期，X/Y検出選択可	X/Y検出	連続周期	カウント数増減	X/Y検出と連続周期
検出レート(bpm)/インターバル(msec)（下限）	200～600 ノミナル値なし	110～220, 170 bpm	109～260, 181 bpm	270～500 ノミナル値なし	155～255, 190 bpm
持続周期（サイクル）	12～100, 16	8/10（固定）後に遅延時間（1～30秒），2.5秒	8～100, 16	10～80, 20	6/8, 9/12, 12/16 4～200, 12
VF検出方法	X/Y検出	X/Y検出	連続周期	X/Y検出	X/Y検出と連続周期
検出レート(bpm)/インターバル(msec)（下限）	240～400, 320 msec	130～250, 200 bpm	139～300, 214 bpm	240～400 ノミナル値なし	150～240, 190 bpm
持続周期（サイクル）	12/16～120/160, 30/40	8/10（固定）後に遅延時間（1～15秒），1.0秒	8～100, 12	6/8～30/40, 18/24	6/8, 9/12, 12/16 4～20, 6
備考	—	遅延時間後に最終的に検出	Binning方式併用	—	X/Yと連続周期の2段階で検出

下線部はノミナル設定。

FVT：fast ventricular tachycardia

上室頻拍（SVT）との識別

　SVTでは，VT/VF検出ゾーン内の心室レートがみられる場合があります。前述したようにICDは設定したゾーン内でのRR間隔で頻拍を検出するため，VTゾーン内で検出されたVTなのかSVTなのか鑑別する必要があります。鑑別には各社さまざまな方法を用いていますが，代表的なアルゴリズムについて解説します。

オンセット基準

　オンセット基準とは不整脈の始まり方に着目した基準で，緩やかに心拍数が上昇する洞頻拍と突然心拍数が上昇するVTとをレート変化率で鑑別するアルゴリズムです

図6 オンセット基準

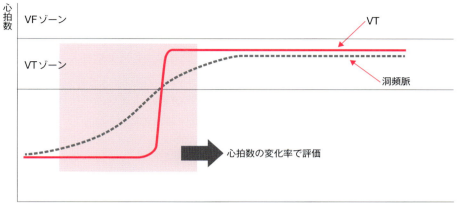

図7 スタビリティ基準

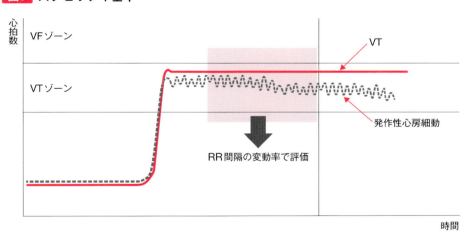

（図6）。Abbott社では，デュアルチャンバーデバイスでSVT検出を「デュアルチャンバー」にすると，心房，心室のどちらのチャンバーのレートが先行して上昇したかを判断するチャンバーオンセットという機能も備えています。心房側のオンセットを確認することで，1対1伝導する心房頻拍でもVTと鑑別可能です。SVT検出を「心室のみ」にすると，心室のレートが突然上昇したかを判断するサドンオンセットしか使えなくなるので，注意が必要です。

スタビリティ基準

　スタビリティ基準とは，頻脈性心房細動とVTとをRR間隔の変動率を用いて鑑別するアルゴリズムです。**多くの場合，VTのRR間隔は安定し，心房細動時のRR間隔は不安定**です（図7）。RR間隔が設定されたVTゾーン内で安定していればVTと判断して治療を開始し，RR間隔が不安定であれば心房細動と判断して治療を保留します。しかし，RR間隔が比較的一定な心房細動や心房粗動，SVTの場合はVTと誤認

する可能性があります。一方，RR間隔が不安定なVTでは治療が保留される可能性
があり，注意が必要です。

QRS波形識別

　QRS波形識別とはSVTとVTのQRS波形パターンの違いを用いて鑑別するアルゴリズムです。洞調律時のサンプリングによりテンプレート波形を作成しておき，心拍数が設定したVTゾーンに達したときのQRS波形と比較します。波形パターンの一致率（相関性）が高い場合にはSVTと判断して治療を保留し，低い場合にはVTとして治療を施行します。

　Boston Scientific社では洞調律時にショックEGM（右室コイル電極とICD本体との心内電位）とレートEGM（右室チップ電極と右室コイル電極との心内電位）との2つの心内電位での心室波の出現するタイミングからベクトルを作成し，ベクトルタイミングと相関の解析でSVTとVTとを鑑別します（図8）。Abbott社にもFar Field MD（右室コイル電極とICD本体との心内電位）とオリジナルMD（右室チップ電極と右室コイル電極との心内電位）を用いた同様の機能があります。

EGM：electrogram

　QRS波形識別はペーシング依存症例ではテンプレート作成が困難で，脚ブロック例ではテンプレートとVTのQRS波形が類似してしまうことがあるため，使用は避けたほうがよいと思われます。

P/Rパターン識別

　P波とR波との数的および時間的な関係性に加えてスタビリティやオンセットなど

図8 QRS波形識別（Boston Scientific社）

Boston Scientific社ではレートEGM（右室チップ電極と右室コイル電極との心内電位）は洞調律中に作成したテンプレートと頻拍中のショックEGM（右室コイル電極とICD本体との心内電位）とを比較する際の基準点（ベクトルタイミング）を揃えるため使用されます。
a：洞調律時はテンプレートと心内波形は強く相関します。
b：VT中に基準点を揃えたうえでテンプレートと頻拍波形とを比べると相関が低く，VTと判断できます。

a：テンプレートと洞調律波形

b：テンプレートとVT波形

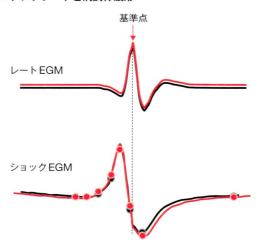
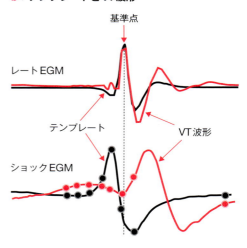

をパターン化してSVTとVTとを鑑別するアルゴリズムです。すなわち一般的には，VTの際は房室解離となるため心室レート（RR間隔）が心房レート（PP間隔）より速く（短く）なり，かつ心房と心室との間隔（PR間隔）は不定となります。ただし，1対1逆伝導を伴う心室頻拍ではRR間隔とPP間隔は同じで，PR間隔も一定になることがあり注意が必要です。P/Rパターン識別をするには心房に関する情報が必要となるためデュアルチャンバーICDの使用が必須となります。

　上記4種類の識別方法にはそれぞれ一長一短があり，実際には各社上記を組み合わせてSVTとVTとを鑑別します（**表2**）。各社に搭載されたSVTとVTとの鑑別機能を示します（**表3**）。

表2　SVT識別アルゴリズムを用いたVTとの鑑別

	洞頻脈	発作性心房細動	発作性心房粗動	AT，AVNRT，AVRT	VT
オンセット基準	徐々に上昇	突然上昇	突然上昇	突然上昇	突然上昇
スタビリティ基準	安定	不安定	安定	安定	安定
QRS波形識別	テンプレートと同じ	テンプレートと同じ	テンプレートと同じ	テンプレートと同じ	テンプレートと異なる
P/Rパターン識別 P波とR波の数 PR間隔	P波＝R波 一定	心房波＞R波 不安定	心房波＞R波 一定	P波＝R波 一定	P波＜R波 不安定

AT：心房頻拍，AVNRT：房室結節リエントリー頻拍，AVRT：房室回帰頻拍

表3　各社のSVT識別アルゴリズムの比較

	Cobalt XT DR（Medtronic社）	RESONATE DR EL（Boston Scientific社）	Gallant DR（Abbott社）	Acticor 7 DR-T（BIOTRONIK社）	Ulys DR（MicroPort社）
オンセット基準	○	○	○	○	○
スタビリティ基準	○	○	○	○	○
QRS波形識別	○	○	○	○	×
P/Rパターン識別	○	○	○	○	○
パターン識別アルゴリズムの名称	PR Logic	Rhythm ID	SVT Discrimination	SMART Detection	PARAD＋
VFゾーンでの設定	○	×	×	×	○
備考	—	QRS波形識別でベクトルタイミングと相関で解析	心房，心室別々にオンセット評価可能	SMART DetectionとQRS波形識別の併用不可	—

コンバインドカウンタ

ICDはVTとVFのイベントに対しそれぞれ設定された検出基準をもっているため、RR間隔が変動しVTとVFゾーンを行き来しているような心室不整脈ではエピソード中に両方のイベントカウンタが増加することで検出が遅れてしまう危険性があります。これを防ぐためにコンバインドカウンタという機能があります。

コンバインドカウント基準ではまずコンバインド周期検出回数（CNID）がプログラムされたVF NID値から自動的に算出されます。そしてVTおよびVFイベントカウントの合計数がCNIDに適合すれば、直近のRR間隔からエピソードをVFまたはVTと判断します。コンバインドカウント基準は、初回検出および再検出の両方に運用されます。

Medtronic社を例に説明します。Medtronic社のICDでは、VTイベントとVFイベントの合計がVF NIDの7/6に達すると、コンバインドカウント検出が行われます。例えば、プログラムされたVF NIDが18/24の場合、カウントが18の7/6、すなわち21に達した場合にコンバインドカウント検出が行われます。コンバインドカウント検出が行われた後には、直前のイベント8回分の分析が行われます。イベント8回のいずれかがVFイベントに分類されればVFと判断され、そうでない場合はVTと判断されます（図9）。

CNID：
combined number of intervals needed to detect

図9 コンバインドカウンタ（Medtronic社）

VF NIDが18/24の場合、カウントが18の7/6、すなわち21に達した場合にコンバインドカウント検出が行われます。コンバインドカウント検出が行われた後には、直前のイベント8回分の分析が行われます。イベント8回のいずれかがVFイベントに分類されればVFと判断され、そうでない場合はVTと判断されます。下図の場合は、直前8個すべてVTイベントに分類されているためVTと判定されます。

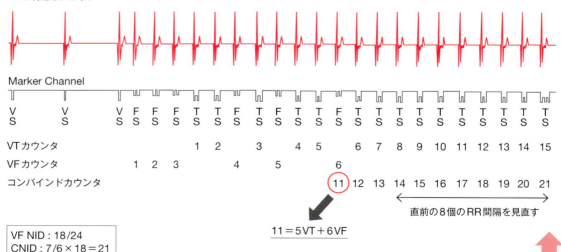

機能解説!

ノイズ識別機能

右室リードのノイズオーバーセンシングは，リード断線，リード絶縁部の破損，リードの脱落またはリードの接続不良により生じます．オーバーセンシングが識別されないと，ICDは非生理的ノイズを速い心室イベントとしてセンシングし，不適切な治療を実施するおそれがあります．そのため，ICDには右室リードノイズ識別機能があります．

VTまたはVFの疑いがある場合，ICDは右室センシングに使用される心内電位（チップ電極とリング電極またはコイル電極）とファーフィールド心内電位（チップ電極とカン電極）とを比較します．右室リードの機能が適切な場合，これらの信号は一致します．逆にファーフィールド心内電位にはみられない VT/VFゾーンの持続的な信号が右室センシング心内電位にのみ示される場合，リードノイズと判定され，VT/VF治療は保留されます（図10）．

図10 右室リードノイズ識別

真のイベントは右室センシング心内電位とファーフィールド心内電位の両方に認めます（□で囲まれた部分）．
一方，網かけ部分のノイズは右室センシング心内電位にのみ認めます．
VS：洞調律としてセンシング
TS：心室頻拍としてセンシング
FS：心室細動としてセンシング

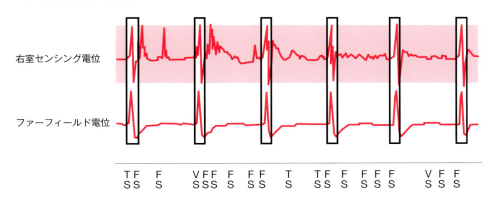

ICDの治療機能

> **Point**
> - 植込み型除細動器（ICD）の抗頻拍機能には，抗頻拍ペーシング（ATP）と電気ショック治療があります．
> - ATPには，バーストペーシングとランプペーシングなどがあります．
> - 自動ペーシング治療設定機能を用いると，有効なATP治療を優先して効率よく頻拍を停止させるのに役立ちます．
> - 心室細動（VF）ゾーン内にもATPで停止する頻拍が存在するため，VFに対するショック放電のための充電時間中にATPを行うATP During Chargingを設定することが多いです．

　植込み型除細動器（ICD）の抗頻拍治療には大きく分けて2つのオプション，抗頻拍ペーシング（ATP）と電気ショック治療があります．ATPは心室頻拍（VT）に対して行い，一定の周期で刺激を行うバーストペーシング（burst pacing）と，徐々に周期を短くするランプペーシング（ramp pacing）があります．また電気ショック治療にはVTに対して行う低出力の通電治療であるカルディオバージョン（cardioversion）と，心室細動（VF）に対して行う高出力の通電治療である電気的除細動（defibrillation）があります（表1）．

表1 ICDの頻脈治療の種類

VTおよび速いVT（FVT）治療
ATP 　・バーストペーシング 　・スキャンバーストペーシング 　・ランプペーシング 　・ランププラスペーシング カルディオバージョン
VF治療
電気的除細動

ICD：implantable cardioverter defibrillator
ATP：antitachycardia pacing
VT：ventricular tachycardia
VF：ventricular fibrillation
FVT：fast ventricular tachycardia

抗頻拍ペーシング（ATP）

　ATPは単形性リエントリー性心室頻拍のときにまず行うべき治療です．電気ショック治療と異なり，VT出現時に意識消失していない患者にとって治療に伴う痛みや不

快感を自覚することも少なく，電池消耗も少なくてすみます．ATPは頻拍周期よりも短い周期でペーシングして，ペーシング刺激がリエントリー回路内の興奮間隙（興奮可能な部分：excitable gap）に侵入し，頻拍の興奮前面（wave front）と衝突したり不応期を残したりすることで頻拍を停止させる方法です（図1）．しかし頻拍がさらに速くなったり（アクセラレーション），心室細動を誘発させるなどのリスクもあり，バックアップとして電気ショック治療が必要となる場合があります．**ATPのペーシング様式にはバーストペーシングとランプペーシング，スキャンバーストペーシングなどがあります**（図2）．これらのペーシング方法を組み合わせて，各頻拍ゾーンで個別に

図1 ATPによる頻拍の停止機序

ICDのATP治療の適応となるVTの多くはリエントリー性，つまり心室内で電気的興奮の旋回が生じることによる頻拍です．頻拍周期より短い周期でペーシング治療を行い，タイミングがよいと，ペーシング刺激がリエントリー回路内の興奮間隙（excitable gap：不応期を脱して興奮可能な部位）に侵入します．そしてその刺激がリエントリーの興奮前面と衝突したり不応期部位でブロックされることでリエントリーが成立しなくなり，頻拍が停止します．

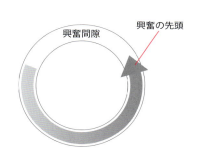
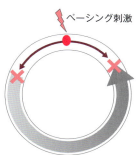

図2 ATP治療の種類

a：バーストペーシング．同じ刺激回数で同じバースト周期の刺激を繰り返します．

b：スキャンバーストペーシング．刺激回数を固定したまま，シーケンスが進むにつれて決められた減少幅でバースト周期が短縮していきます．

c：ランプペーシング．決められた減少幅で1拍ごとにバースト周期が短縮し，かつ刺激回数も1拍ずつ増加していきます．

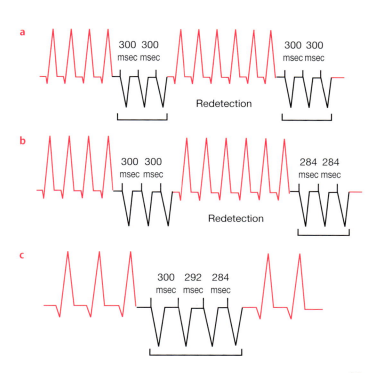

II 除細動器としての基本機能 ―ICDプログラミング前の基本知識のおさらい！―

治療順序を設定できる段階的治療方式がとられています。

　すなわち，VTエピソードが検出されると最初のATP治療シーケンスが実施されます。次にVTが継続して存在するかどうかモニタリングします。VTが再検出された場合，次のシーケンスを送出し，VTが停止されるかその治療のシーケンスがすべて実施されるまで，このサイクルが反復されます。あるATP治療のシーケンスがすべて不成功だった場合は次にプログラムされたATP治療またはカルディオバージョン治療を開始します。

　ATPはVTと診断されたイベントのQRSに同期させて，設定されたより早い周期でペーシングパルスを出しますが，ペーシング中はVOOモードです。またATPは通常の徐脈ペーシングより高出力が必要な場合が多く，ATP治療時のみ独立した高出力設定が可能です。

バーストペーシング

　バーストペーシングではバースト周期，パルス数，シーケンス回数，シーケンスごとのインターバル減少幅，最短バーストペーシング周期（ミニマムインターバル）をプログラムする必要があります。

　バースト周期とはバーストペーシング時のパルス間隔のことです。検出した治療対象のVTの頻拍周期に対してより短いインターバルでATPを入れます。例えばバースト周期をVTの頻拍周期の90％と設定すると，頻拍周期300msecのVTであれば270msecの周期でATPを行います。またパルス数とはATPで行うペーシングパルスの回数（8回，10回など）です。

　シーケンス回数とは1回のATPで行う治療を何回実施するかの回数です。例えば上記のように設定したATPであれば，バースト周期90％で8回ペーシングする治療を4シーケンス繰り返す，というように設定します。スキャンバーストといって，バーストペーシングのプログラムでシーケンスごとに決められた減少幅（スキャンステップ）でインターバルを短縮していくスキャンを組み合わせて使用することも可能です（図3）。

　また，VTのさらなる頻拍化やVF誘発を防ぐ安全機構として，最短バーストペーシング周期を設定します。通常，ノミナル設定では200msec程度にしておくことが多いです。バースト中に最短バーストペーシング周期に達すると，ICDは残りの刺激を最短バーストペーシング周期で出力します。

ランプペーシング

　ランプペーシングはバースト内の刺激間インターバルを連続的に短縮していくプログラムです。刺激間隔が同一シーケンス中に漸次変化する点でバーストペーシングとは異なります。バースト中の最初のインターバル後の各インターバルは，プログラムされているインターバル（ランプステップ）ずつ短縮します（図4）。

　スキャンバーストペーシングもランプペーシングもシーケンスごとに徐々に刺激間隔を速めていくペーシングですが，バーストの場合は刺激回数を固定したまま刺激周期を短縮し，ランプペーシングの場合は刺激回数を増加していくアルゴリズムになっ

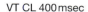
図3 スキャンバーストペーシングの設定例

刺激回数	4
バースト周期	90％
減少幅	10 msec
シーケンス回数	4
最短バーストペーシング周期	250 msec

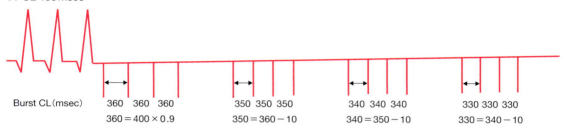

VT CL：心室頻拍周期，Burst CL：バーストペーシング周期

図4 ランプペーシングの設定例

刺激回数	4
バースト周期	90％
減少幅（ランプステップ）	10 msec
シーケンス回数	4
最短バーストペーシング周期	250 msec

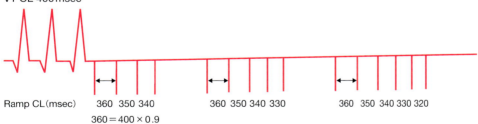

VT CL：心室頻拍周期，Ramp CL：ランプペーシング周期

ています。

　Medronic社にはランププラスペーシングという機能があります。これはバースト刺激中に，始めの数拍は刺激間隔を漸次短縮しランプペーシングを加え，それに引き続き数拍は一定間隔のバースト刺激を加える方法です。

　各社の抗頻拍機能を示します（**表1，2**）。

II 除細動器としての基本機能 —ICDプログラミング前の基本知識のおさらい！—

表1 各社の抗頻拍機能

	Cobalt XT DR (Medtronic社)	RESONATE DR EL (Boston Scientific社)	Gallant DR (Abbott社)	Acticor 7 DR-T (BIOTRONIK社)	Ulys DR (MicroPort社)
バーストペーシング	○	○	○	○	○
スキャンバーストペーシング	×	○	○	○	○
ランプペーシング	○	○	○	○	○
ランププラスペーシング	○	×	×	×	×
そのほか	iATP*	—	追加バースト刺激	追加バースト刺激	—

＊：p31「機能解説」参照。

表2 各社の抗頻拍機能設定のまとめ

	Cobalt XT DR (Medtronic社)	RESONATE DR EL (Boston Scientific社)	Gallant DR (Abbott社)	Acticor 7 DR-T (BIOTRONIK社)	Ulys DR (MicroPort社)
バーストペーシングシーケンス	1〜10, 3	1〜30, 2	1〜15, 3	ノミナルOFF 1〜10, 3	1〜15, 3
刺激回数	1〜15, 8	1〜30, 10	2〜20, 8	1〜15, 5	1〜15, 8
バースト周期(%)	50〜97, 88	50〜97, 81	50〜100, 85	70〜95, 80	50〜95, 80
最短バースト周期(msec)	150〜400, 160	120〜400, 220	150〜400, 200	200(固定)	95〜310, 200
ランプペーシングシーケンス	1〜10, 3	1〜30, 2	1〜15, 3	1〜10, 3	1〜15, 3
初期刺激回数	1〜15, 8	1〜30, 2	2〜20, 8	1〜15, 5	1〜15, 6
バースト周期(%)	50〜97, 91	50〜97, 81	50〜100, 85	70〜95, 80	50〜95, 85
減少幅(msec)	0〜40, 10	0〜30, 10	5〜30, 10	5〜40, 10	0〜60, 8
最大刺激回数	1〜24＊	1〜30, 10	2〜20, 8	1〜15, 15	1〜15, 15
最短バースト周期(msec)	150〜400, 160	120〜400, 220	150〜400, 200	200(固定)	95〜310, 200

下線部：ノミナル設定。
＊：初期刺激が最大15発で，1シーケンスごとに1発増える。それが最大10シーケンスにて最大24発となる。

機能解説！

追加バースト刺激

　Abbott社やBIOTRONIK社のICDに搭載されている機能で，ATPで頻拍が停止しない場合，次のバーストの際ペーシングパルス数が1拍追加になる機能です。ランプペーシングが設定されている場合，追加刺激にもランプペーシングが適応されます。ATP効果の向上が期待でき，Abbott社では20拍，BIOTRONIK社では10拍まで追加可能です。

> ### 機能解説！
>
> #### Intrinsic ATP（iATP）
> 　Medtronic社製にはiATPという機能があります。これはATPに対するVTからの反応に基づいて，ペーシング部位から頻拍回路までの距離を推定し，頻拍回路に到達する最適なバーストペーシング（S1）パルス数とそれに続くランプペーシング（S2，S3）のタイミングを自動的に決定する機能です。これは電気生理学でのエントレインメント現象を基にしており，iATPシーケンスが成功した場合には，S1パルスでVTサイクルがリセットされ，S2またはS3パルスで心臓がキャプチャされます（図5，6）。

図5　iATP機能の概略

・伝搬時間からVT回路の侵入に必要な**発数を自動計算**します。
・VT回路に侵入後は，**不応期を推定**し，**Termination Zoneのタイミング**に刺激を入れ，VT停止させます。

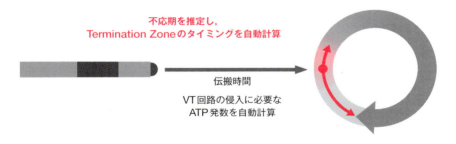

（日本メドトロニック社提供）

図6　各種ATP方法の比較

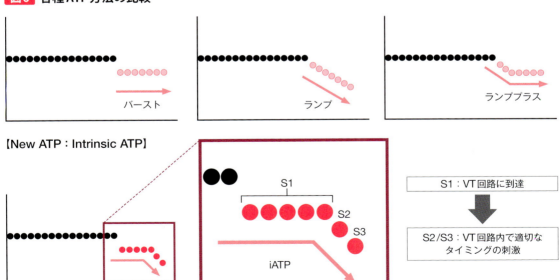

（日本メドトロニック社提供）

II 除細動器としての基本機能 ─ICDプログラミング前の基本知識のおさらい！─

> **機能解説！**
>
> **ATP One Shot**
>
> BIOTRONIK社にはATP One Shotという機能があります。これはVFゾーンで検出されたレートが安定しているVTに対し，1回だけ無痛治療であるATPを行い，ショック送出を最小限にするための機能です。VTゾーンと同様のスタビリティの基準（12％固定）を満たした場合のみATP One Shotが行われます。

自動ペーシング治療設定機能

i) SmartMode

Medtronic社製にはSmartModeという機能があり，心室ATP治療に対してSmartModeがONになっている場合，ATP治療の結果についてモニタリングを実施します。ATP治療の全シーケンスが送出されたものの不成功に終わったエピソードが4回連続して認められる場合，そのATP治療はSmartModeによってキャンセルされます。この動作により，以前に有効であったと考えられるATP治療を最初から使用し，その後のエピソードでより速やかに治療することができます。

ii) ATP optimization

BIOTRONIK社製にはATP optimizationという機能があり，各ATP治療の成功または不成功を，カウンタがバックグラウンドで＋1または−1の値として保存し，保存された成功カウンタにしたがってATP治療の順序を決定します。有効なATP治療が先に実施され，無効であったATP治療は最後に実施されます。またVTの脈拍数をさらに速く（アクセラレーション）したATP治療は，ATPが再プログラムされるまで中止されます。この機能をONにすることにより，ATP治療のシーケンスは継続的に最適化されます。

iii) Auto switch ATP

MicroPort社製にはAuto switch ATPという機能があります。これは前回治療に有効だったプログラムを記録し，優先してそのプログラムを使用して治療を行うものです。

各社のATP自動設定機能を示します（表3）。

電気ショック治療

カルディオバージョン／電気的除細動のタイミング

致死性不整脈に対して行うカウンターショックを電気的除細動といい，頻拍性不整脈に対して行うそれをカルディオバージョンといいます。電気的除細動は，異常な興奮伝播を含めた心筋組織全体を一気に脱分極させることによりVFを停止させ，洞調

表3 各社のATP自動設定機能のまとめ

	Cobalt XT DR (Medtronic社)	RESONATE DR EL (Boston Scientific社)	Gallant DR (Abbott社)	Acticor 7 DR-T (BIOTRONIK社)	Ulys DR (MicroPort社)
名称	SmartMode	なし	なし	ATP optimization	Auto switch ATP
特徴	4回連続不成功に終わったATP治療はキャンセルされる	—	—	有効なATP治療が優先される	有効なATP治療が優先される
名称	iATP	—	—	ATP One Shot	—
特徴	VTに対して有効なATPのパルス数とタイミングを自動で設定する	—	—	VFゾーンでもスタビリティ基準を満たすと1回のみATPが行われる	—

図7 電気ショック治療の種類

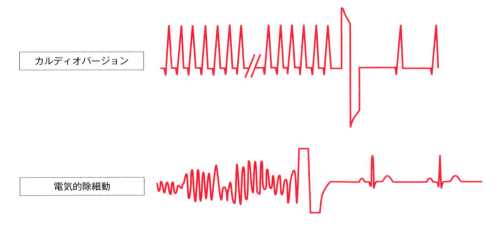

律への復帰を図ります。それに対し、カルディオバージョンは頻拍の原因となっている心筋内の反復性リエントリー回路の電気的循環を停止させることで洞調律へ復帰させることを目的としています（図7）。心室興奮時に通電することでVFの誘発を避けるためカルディオバージョンはR波に同期して通電します。一方、電気的除細動ではR波同期は困難であり、同期せずに通電します。

ATP治療と電気ショック治療の比較を示します（表4）。

カルディオバージョン

VTに対するATPでVTが停止しない場合は、次の段階としてVTのR波に同期させた電気ショック治療によりVTを停止させます。最初は小さな電気エネルギー（10J程度）から電気ショックを開始し、心室頻拍が停止するまで徐々に電気ショックのエネルギーを上げていきます。VTでは意識消失していないことが多く、患者にとっては強い衝撃や痛みを感じます。

II 除細動器としての基本機能 —ICDプログラミング前の基本知識のおさらい！—

表4 ATP治療と電気ショック治療の比較

	ATP治療	電気ショック治療
治療に伴う症状	ほとんどない	意識消失前だと苦痛を伴う
診断から治療の迅速性	診断から即座に治療開始	診断から治療まで充電時間を要する
治療時間	多様なペーシング刺激を連続して行うため治療時間が延長	治療により速やかに頻拍が停止
催不整脈性	頻拍を増悪させる可能性あり（アクセラレーション/VF）	頻拍増悪はまれ
有効性	無効な頻拍も存在	無効な頻拍はまれ

電気的除細動

　VFの場合は最初から最大のエネルギーで電気ショックを行います。VFの場合は意識がないので最大のエネルギーでも苦痛を感じません。ただし後述するように，VFゾーン内の頻拍は実際には速いVT（FVT）であることも多く，患者がショックを自覚することもあります。**VFに対しては基本的には停止するまで最大出力の設定で複数回の治療を行い，途中で極性を変える（右室コイル電極とカンとで極性を逆にする）などの設定が行われます。**

　電気的除細動のショックパルスの出力は，キャパシタに充電されたエネルギーは蓄電エネルギー（stored energy），実際に出力されたエネルギーは放電エネルギー（delivered energy）とよばれ，2種類あります。ICDにおいて蓄電されたエネルギーを放出する際にエネルギーがゼロに達するまで放出するのは不可能なので，エネルギーは常に蓄電エネルギーのほうが放電エネルギーよりも高値になります。機種により蓄電エネルギーで設定するものと放電エネルギーで設定するものとが存在します。通常，1〜40J程度まで設定可能です（**表5**）。

FVT：fast ventricular tachycardia

表5 各社の最大出力のまとめ

	Cobalt XT DR（Medtronic社）	RESONATE DR EL（Boston Scientific社）	Gallant DR（Abbott社）	Acticor 7 DR-T（BIOTRONIK社）	Ulys DR（MicroPort社）
蓄電エネルギー	47J	41J	45J	40J	42J
放電エネルギー	40J	35J	40J	36J	37J
設定表示	放電エネルギー	蓄電エネルギー	放電エネルギー	蓄電エネルギー	蓄電エネルギー
最大治療回数	6回	8回	6回	8回	6回

ATP During Charging / ATP Before Charging

　VFゾーン内にもFVTが一部含まれており，ATPで停止する頻拍が少なからず存在します。そのためショックによる患者の苦痛を減らし，電池消耗も防ぐ観点から，ショック放電のための充電時間（charging）中にATPを行うATP During Chargingを設定することが一般的です。一度チャージしてしまうと約1カ月分の電池を消費してしまうため，充電前にATPを試みるATP Before Chargingが設定可能な機種もあります。VFゾーンではICD充電前または充電中のATP治療で頻拍が停止しない場合，その後の治療では最大エネルギーのショック作動を限界数まで設定します。

　各社のATP During Charging / ATP Before Chargingの特徴を示します（表6）（p90「ICD緊急時設定のキモ：不整脈治療」参照）。

表6 各社のATP During Charging / ATP Before Chargingのまとめ

	Cobalt XT DR（Medtronic社）	RESONATE DR EL（Boston Scientific社）	Gallant DR（Abbott社）	Acticor 7 DR-T（BIOTRONIK社）	Ulys DR（MicroPort社）
ATP During Charging	1回	1回	1回	なし	なし
ATP Before Charging	最大3回	なし	1回	1回	最大15回

コミッティドタイプ／ノンコミティドタイプ

　電気ショック治療はコミッティドあるいはノンコミッティドにプログラムできます。

　コミッティッドタイプとは，ICDにおいて頻脈性不整脈を検出・診断し充電が開始されると，その後の不整脈継続の有無にかかわらずショックが出力される除細動治療の方式のことです。一方，ノンコミッティッドタイプとは，充電終了時点で治療対象の頻脈性不整脈の存在が確認されなければショックが出力されない除細動治療の方式です。治療の中止により使用されなくなったエネルギーは10〜15分かけて徐々に放出されます。ノンコミッティッドタイプでは不要なショック治療を避けることが期待できますが，不整脈が継続しているにもかかわらず停止したと誤認識すると治療が遅れる危険性もあるので注意が必要です。

ICD：そのほかの治療関連

> **Point**
> - 出力波形には単相性と二相性があり，植込み型除細動器（ICD）では除細動効率のよい二相性が用いられています。
> - コンデンサ内に充電された初期電圧と終末電圧の比率を示す指標をチルト（tilt）とよびます。多くのICDでは固定チルトが用いられショック放電時のインピーダンスに応じて，パルス幅が可変する方式になっています。
> - ショックリードにはシングルコイルとデュアルコイルがあります。リード抜去がしやすいシングルコイルが最近では多く用いられています。
> - キャパシタにエネルギーを蓄積するのに必要な充電時間は，バッテリの消耗とキャパシタの被膜劣化などにより延長します。

出力波形

単相性／二相性

電気ショック治療は植込み型除細動器（ICD）本体とショックリードのコイルの間の通電で行われます。単相性ショックは電流が2つの電極の間を一方向にのみ流れます。これに対して，二相性ショックは除細動の途中で一定の条件に達した時点で電流の向きが反転し，電流が双方向に流れます（図1）。すなわち二相性波形の第1相（phase 1）と第2相（phase 2）の極性は逆になります（図2）。

二相性ショックのほうが，単相性ショックよりも除細動に必要とするエネルギーが30％程度少なく，心筋へのダメージも少ないと考えられています。また，単相性ショックのほうが除細動後に新たな細動が誘発されるリスクが高いと考えられています。このため，ICDだけでなく現在の手動式，あるいは自動体外式除細動器（AED）のほとんどで二相性ショックが用いられています。

ICD：implantable cardioverter defibrillator

AED：automated external defibrillator

チルトとパルス幅

コンデンサ内に充電された初期電圧と終末電圧の比率を示す指標をチルト（tilt：傾斜率）とよびます。チルトの設定は，各メーカーにより固定のもの（放電時間が変わる）と可変のもの（放電時間が固定）とがあります。固定チルトではショック放電時のインピーダンスに応じて，定められたチルトに基づいてパルス幅（放電時間）が可変します。一方，可変チルトではショック放電時のインピーダンスによって定められたパルス幅に基づいてチルトが可変します（図3）。現在のICDの多くは，固定チルトによってパルス幅が決まる設定になっています（表1）。

図1 単相性ショックと二相性ショック

a：単相性ショック

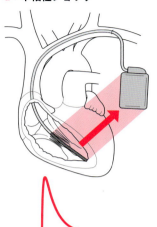

b：二相性ショック

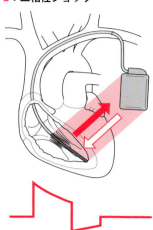

図2 二相性波形

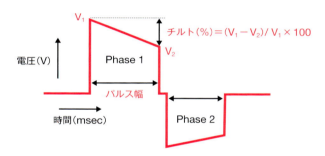

チルト（％）＝（V₁−V₂）/ V₁×100

図3 固定チルトと固定パルス幅

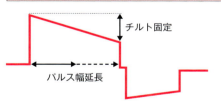

固定チルトでは高インピーダンスの場合はパルス幅が延長し，低インピーダンスの場合はパルス幅が短縮する

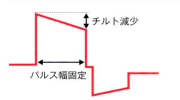

固定パルス幅では高インピーダンスの場合はチルトが減少し，低インピーダンスの場合はチルトが増加する

表1　各社のチルト機能

	Cobalt XT DR （Medtronic社）	RESONATE DR EL （Boston Scientific社）	Gallant DR （Abbott社）	Acticor 7 DR-T （BIOTRONIK社）	Ulys DR （MicroPort社）
チルト変更の可否	不可	不可	可	不可	不可
設定	50%固定	60%（50%）固定	42 / <u>50</u> / 60 / 65	60%固定	50%固定
そのほか	—	Phase1チルト率60% Phase2チルト率50%	DeFT Response パルス幅固定で チルト変更可	Phase2を チルト率50% またはパルス幅 2msec固定に変更可	—

下線部はノミナル設定。

機能解説！

DeFT Response

　Abbott社のICDに搭載されている機能で，除細動波形のチルトではなくパルス幅を固定することで除細動閾値の低下を期待するものです。DeFT Responseでは右室チップ電極から右室コイルまでの伝導速度（心筋反応速度）を計測してfast/typical/slowの3段階に分け，さらにショックインピーダンスを用いたフローチャートを用いることで至適パルス幅（第1相，第2相）が設定可能となります。チルトの設定変更により除細動閾値が変化する場合もあり，高除細動閾値症例では選択肢が広がるメリットは大きいと思います。

シングルコイルとデュアルコイル

　p2「ペースメーカとICDの基本的な構造・機能の違い」で述べたシングルコイルとデュアルコイルとでは通電経路が異なります。シングルコイルでは右室コイルからICD本体へ通電し，直後に逆相的にICD本体から右室コイルへ通電を行います。デュアルコイルでは，右室コイルからICD本体および上大静脈（SVC）コイルへ向かって通電，その直後電流を反転させてICD本体およびSVCコイルから右室コイルへ通電します。この電流の流れ（極性）は変更が可能であり，最大出力でも治療不成功の場合には，いたずらに同じ極性で最大出力を続けるのではなく，途中で極性変更（ICD本体から右室コイルへ向かって通電）を試みるようにプログラムすることが多いです。

　除細動効率についてはデュアルコイルのほうが有利といわれていますが，最新機種のほとんどのICDでは35〜40Jの高出力ショック通電が可能であり，除細動困難な症例は大幅に減少しています。シングルコイルが有利な点としては，コイル電極は容易に組織との癒着が起こり，特にデュアルコイルではSVCで強固に癒着が生じるため，感染などでリード抜去が必要になったときにシングルコイルのほうが抜去しやすい点があります。また，シングルコイルのほうがリードの構造がシンプルになるため耐久性が高い点などが挙げられます。このような理由から，最近ではシングルコイル

SVC：
superior vena cava

が多く選択されていますが，Brugada症候群のように除細動閾値が高い可能性がある場合[1]には，デュアルコイルが必要な場合もあります。

充電時間

　ICD搭載のバッテリ単体では，ショックのための高電圧を放電することができません。このため，大容量キャパシタ（コンデンサ）が独立して搭載されており，必要なエネルギーをいったんコンデンサに蓄積してから放電します。このため，ペースメーカに比べて重量や容積が大きくなっています。

　ICDがショック治療を行うためにプログラムされたエネルギーをキャパシタに蓄積（充電）させるのに必要な時間を充電時間といいます。迅速な不整脈治療には充電時間はできる限り短いことが望まれますが，バッテリの消耗（電池電圧低下）とキャパシタの被膜劣化などにより延長します。長期的にキャパシタに充電が行われないと内部被膜が劣化・変性する性質があり，エネルギー充電までの時間が延長することがあります。これを回避し，短い充電時間を保つために，定期的に高電圧コンデンサを充電・内部放電させ被膜の修復（リフォーミング）を行っています。この機能をオートキャパシタフォーメーションといいます（表2）。

表2　最大出力までの各社の充電時間とオートキャパシタフォーメーションの有無

		Cobalt XT DR（Medtronic社）	RESONATE DR EL（Boston Scientific社）	Gallant DR（Abbott社）	Acticor 7 DR-T（BIOTRONIK社）	Ulys DR（MicroPort社）
充電時間	BOL時	＜10.5秒	約8.4秒	チャージタイム指標はなく，残存容量87％以上で使用可能	約8秒	約10秒
	RRT時	≦10.5秒	—	—	—	—
	ERI時	—	≧15秒	チャージタイム指標はない	約10秒	約13秒
オートキャパシタフォーメーション		○	○	○	○	○

BOL：Beginning-Of-Life（初期の状態），RRT：Recommended Replacement Time（推奨交換時期），
ERI：Elective Replacement Indicator（選択的交換指標）
※上記各指標の意味は姉妹書『ペースメーカプログラミングのキモ！』p49参照

文献

1) Sacher F, Probst V, Maury P et al：Outcome after implantation of a cardioverter defibrillator in patients with Brugada syndrome：a multicenter study. Circulation 114（22）：2317-2324, 2006.

ICDの治療設定のポイント

> **Point**
> - 適切・不適切作動にかかわらず植込み型除細動器（ICD）のショック作動は予後に悪影響を与えるので，心臓突然死の予防効果を担保しつつ，いかにICD作動を最小限に減らせるかが重要です。
> - 一次予防患者では設定心拍数を高めに，かつ検出時間を長くできないか検討します。
> - 二次予防患者では既知の心室頻拍を参考に心拍数を設定し，検出時間を長くできないか検討します。
> - 心室細動ゾーン内の速い心室不整脈のなかにも抗頻拍ペーシング（ATP）で停止する頻拍が存在するので，ATP治療を行うことを検討します。

これまで述べてきたように，植込み型除細動器（ICD）では不整脈の検出と鑑別方法，不整脈の種類に応じた治療方法や出力設定など非常に細かな設定が可能ですが，不必要に複雑な設定は不適切作動の一因にもなり，控える必要があります。

本項ではICD設定の基本事項について解説します。ICDの最優先の目的は心臓突然死の予防です。一方，数多くの研究で適切・不適切作動にかかわらずショック作動があると患者の予後の悪化や生活の質の低下につながることが報告されています[1]。したがって，心臓突然死の予防効果を担保しつつ，いかにICD作動を最小限に減らせるかが重要になります。

ICD：
implantable cardioverter defibrillator

不整脈検出の設定

p14「ICDの不整脈検出機能」で述べたように，ICDでは不整脈検出は基本的に心拍数と持続時間で設定されます。設定心拍数を高くすると心房細動や発作性上室頻拍など上室不整脈に対する不適切作動を減らすことができますが，一方で心室頻拍（VT）でもレートが遅いと認識せず，治療が開始されない可能性があります。また持続時間を長くすると，自然停止が期待される非持続性心室頻拍に対する作動を減らすことができますが，VTが持続する場合作動までの時間が延長するので，血行動態が悪化し意識消失を伴う可能性が高くなります。

このレート設定に加えて，上室不整脈との鑑別機能やオーバーセンシング防止機能，リードノイズの識別機能などを併用することで不適切作動を減少させることができます。

VT：
ventricular tachycardia

検出ゾーン設定

通常想定される心室不整脈を心室レートに基づきゾーンに分け，ゾーンに応じた治療設定や識別機能設定を行います。多くの場合1～3つの頻拍ゾーンプログラムが可能で，例えば3ゾーンの場合は心室レートが最も早いレートを心室細動(VF)ゾーンとし，VTは速いVT(FVT)ゾーンと遅いVTゾーンとに分けて設定します(図1)。FVTゾーンを設定する意義は，複数のVTが存在しそれぞれ有効な治療法が異なる場合(バーストペーシングやランプペーシングなど)にも対応できる点にあります。また，VFゾーンに入るようなFVTはしばしば存在し，このようなFVTではレートは速いものの血行動態が破綻しないため意識があり，抗頻拍ペーシング(ATP)治療を行うことでショック治療を減らせる点などが挙げられます。

VTゾーンについては検出のみ(治療の設定はなし)での設定も可能であり，非持続性VT(NSVT)のモニタリングとして使用可能です。

VF：ventricular fibrillation
FVT：fast venteicular tachycardia
ATP：antitachycardia pacing
NSVT：non-sustained ventricular tachycardia

図1 頻拍ゾーン設定例

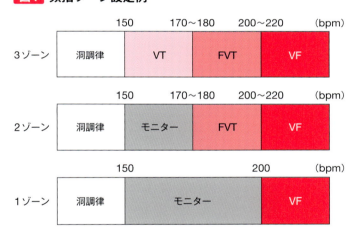

一次予防と二次予防

i) 一次予防症例

VT/VFの既往のない症例に対するICD植込み(一次予防)では，ICD植込み後にどのような心室不整脈が発生するかは未知であり，経験的に設定することになります。いくつかの臨床研究ではVFの1ゾーンのみでも問題なく，むしろ不適切作動を減らすため生命予後の改善が期待できるとの報告もあります。ただし，心機能が低下した心筋症患者や，心サルコイドーシス例，陳旧性心筋梗塞例など瘢痕関連VTが発症し得る患者では，VTゾーンの設定も行ったほうがよいと思われます。いずれにせよ一次予防でICDを挿入する場合には，high-rate cut-off/long durationの設定を基本とすることで不適切作動を減らし，意識消失の頻度は変えずに生命予後改善につながるものと考えられています[2]。

ii) 二次予防症例

過去に記録されたVT/VFを基に設定を行います。**心室頻拍の既往がある場合は，記録されたVTの心拍数に10～20/分（または頻拍周期＋40msec）の安全域を加えて設定することが望ましいです。**アミオダロンなどの抗不整脈薬の投与が行われていると，以前記録されたVTより頻拍周期が延長することで設定したVTゾーンのレートを下回り，VTとして検出されない可能性があるので注意が必要です。このような場合には，遅い心室レートのVTモニターゾーンの設定を考慮します。また心室レートの異なる複数のVTが記録されている場合には，VTゾーン，FVTゾーンに分けて設定することで対応可能です。

不整脈治療の設定

ICDのショック作動とは異なり，ATP作動が予後に影響する可能性は低いといわれています[3]。したがって過度なショック作動を減らし（ショックリダクション），できるだけATPのみで頻拍を停止させることが目標になります。

VFゾーンでの治療設定

VFゾーン内の速い心室不整脈のなかにもATPで停止する頻拍が一定数存在します。前述のようにショックリダクションには検出レートを速くし，待機時間を長くする設定をするとともに，p26「ICDの治療機能」で述べたATP During Charging / ATP Before Charging機能を用いてVFゾーンにもATPを行う設定を検討します。ただし，VFゾーンではATP治療で頻拍が停止しない場合，その後の治療では最大エネルギーでのショック作動をVFが停止するまで最大設定可能数まで行うように設定します。

VTゾーンでの治療設定

初回治療（Rx1）では基本的にATPを設定します。2回目治療（Rx2）では心拍数が遅く，頻拍中にも血行動態が比較的保たれている場合にはATPを設定することも多いですが，それ以外の場合には電気ショック治療を設定します。またVTゾーンを2ゾーン設定にする場合には，より遅い心拍数のゾーンではATP治療を積極的に考慮します。ATPで停止しなかった場合の電気ショック治療で，いきなり最大エネルギーで行うのか，10J程度から漸増していくかのコンセンサスはありませんが，早期に血行動態の破綻が予測される場合やATPを繰り返した場合はすでに一定以上の時間が経過していると想定されるので，最大エネルギーでの電気ショック治療を選択することが多いです。

ATP設定でバーストペーシングとランプペーシングのどちらを選択するかは設定する医師の考えにもよりますが，筆者はRx1ではバーストペーシング，Rx2ではバーストペーシングでパルス数を延長またはランプペーシングを設定する場合が多いです。Rx1での初回バーストペーシングは頻拍周期の85～88％，パルス数8で設定し，以降は前回バーストペーシング周期より10msecずつ短い周期（最小間隔200msec）でATPを行い，4～6シーケンスまで行う場合が多いです。

以上の検出および治療設定の考え方に基づき，各社で推奨される設定を具体的に示したものとして2019年に発表された米国不整脈学会（HRS）などによるエキスパートコンセンサス[4]を示します（表1，2）。またMedtronic社を例に，実際の設定例を示します（図2〜5）。

HRS：Heart Rhythm Society

表1 HRSエキスパートコンセンサス：ICD検出設定推奨（一次予防・二次予防）

メーカー	一次予防	二次予防
Medtronic社	・VF：30/40インターバル，188 bpm ・FVT：OFF ・VT：OFF ・VTモニター：自由裁量	・VF：30/40インターバル，188 bpm ・FVT：OFF ・VT：24インターバル，既知VTレートより10〜20 bpm遅く ・VTモニター：自由裁量
Boston Scientific社	オプション1：delayed therapy ・VF：8/10インターバル＋5秒間，250 bpm ・VT2：8/10＋12秒間，185 bpm ・VT1：VTモニターの使用は自由裁量 オプション2：high-rate therapy ・VF：8/10インターバル＋2.5秒間，200 bpm ・VT1：VTモニターの使用は自由裁量	・VF：5秒間，250 bpm ・VT2：12秒間，185 bpm 　　　または既知VTレートより10〜20 bpm遅く ・VT1：12秒間以上，既知VTレートより10〜20 bpm遅く 　　　またはモニターとして使用
Abbott社	・VF：30インターバル，240または250 bpm ・VT2：30インターバル，187 bpm ・VT1：VTモニターの使用は自由裁量	・VF：30インターバル，240または250 bpm ・VT2：30インターバル，187 bpm 　　　または既知VTレートより10〜20 bpm遅く ・VT1：既知VTレートより10〜20 bpm遅く 　　　またはモニターとして使用
BIOTRONIK社	・VF：30/40（または24/30）インターバル，231 bpm ・VT2：30インターバル，188 bpm ・VT：VTモニターの使用は自由裁量	・VF：24/30インターバル，231 bpm ・VT2：30インターバル，188 bpm 　　　または既知VTレートより10〜20 bpm遅く ・VT1：既知VTレートより10〜20 bpm遅く 　　　またはモニターとして使用
MicroPort社	・VF：20サイクル＋6/8 majority*，＞255 bpm ・FVT：20サイクル＋6/8 majority*，230 bpm ・VT：20または30サイクル＋6/8 majority*，＞185 bpm ・Slow VT：VTモニターの使用は自由裁量	・VF：20サイクル＋6/8 majority*，＞255 bpm ・FVT：20サイクル＋6/8 majority*，230 bpm ・VT：20サイクル以上＋6/8 majority*，＞185 bpm 　　　または既知VTレートより10〜20 bpm遅く ・Slow VT：VTモニターの使用は自由裁量

＊Majority：頻脈検出のトリガーとなる6/8の移動平均ウィンドウで検出ゾーン内でのセンシングのこと。Majorityも75％から変更プログラムが可能だが，変更することはまずない。不適切作動回避や治療までの時間を遅らせる場合には連続周期を延長させる。HRSエキスパートコンセンサスでは30以上が推奨されている（p19「ICDの不整脈検出機能」参照）。

（文献4を参考に作成）

表2 HRSエキスパートコンセンサス：ICD治療設定推奨

メーカー	治療設定
Medtronic社	・VF：ATP Before Charging ON，すべてのショックは最大ショックエネルギー ・VT：Rx1　ATP（VTCL 88%で8発バースト）1回以上，以後10msecずつ短縮 　　　Rx2〜6　すべてショックをON
Boston Scientific社	・VF：QuickConvert ON（VTCL 88%で8発バースト），すべてのショックは最大ショックエネルギー ・VT2：ATP（VTCL 84%で8発バースト）1回以上，以後10msecずつ短縮（最短間隔200msec） 　　　　ATP後はすべてショックをON ・VT1：VTに準じる（より多いATPが望ましい）
Abbott社	・VF：ATP White Charging ON（VTCL 85%で8発バースト），すべてのショックは最大ショックエネルギー 　　　1回目のショックエネルギーは最大エネルギーより4〜6J低いことに注意 ・VT2：ATP（VTCL 85%で8発バースト）1回以上，以後10msecずつ短縮（最短間隔200msec） 　　　　ATP後はすべてショックをON ・VT1：VT2に準じる（より多いATPが望ましい）
BIOTRONIK社	・VF：ATP One-Shot ON（VTCL 88%で8発バースト），すべてのショックは最大ショックエネルギー ・VT2：ATP（VTCL 88%で8発バースト）1回以上，以後10msecずつ短縮 　　　　ATP後はすべてショックをON ・VT1：VT2に準じる（より多いATPが望ましい）またはモニター
MicroPort社	・VF：42Jを最大6回まで ・FVT：RR間隔不規則の場合，42Jを最大6回まで 　　　　RR間隔一定の場合，ATP（VTCL 85%で8発バースト）1回，次に42Jを最大6回まで ・VT：ATP（VTCL 85%で8発バースト）1回以上，以後8msecずつ短縮 　　　ATP後はすべてショックをON

VTCL：心室頻拍サイクル周期

（文献4を参考に作成）

VTCL：ventricular tachycardia cycle length

図2 実際の設定画面（Medtronic社）

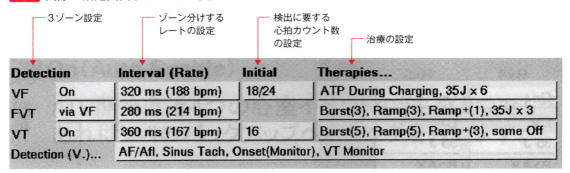

図3 FVT via VFとFVT via VT設定例（Medtronic社）

Medtronic社のICDでは，FVTゾーン設定時にvia VT/VFの選択があります。

a：Via VFを選択した場合は，VTゾーンは150≦レート＜188bpm，FVTゾーンは188bpm≦レート＜250bpm，VFゾーンはレート250bpm以上になります。そしてFVTの検出にVFカウントを使用します。

b：Via VTを選択した場合は，VTゾーンは150≦レート＜167bpm，FVTゾーンは167bpm≦レート＜188bpm，VFゾーンはレート188bpm以上になります。そしてFVTの検出にVTカウントを使用します。

a：FVT via VF

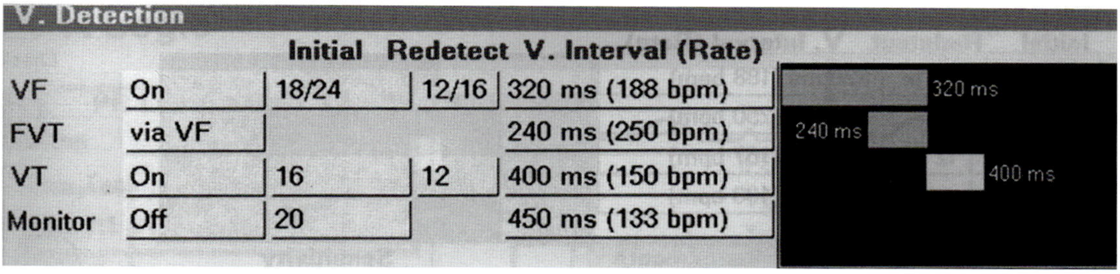

V. Detection
Initial
Redetect
V. Interval (Rate)
VF
On
18/24
12/16
320 ms (188 bpm)
FVT
via VF
240 ms (250 bpm)
VT
On
16
12
400 ms (150 bpm)
Monitor
Off
20
450 ms (133 bpm)
320 ms
240 ms
400 ms

b：FVT via VT

V. Detection
Initial
Redetect
V. Interval (Rate)
VF
On
18/24
12/16
320 ms (188 bpm)
FVT
via VT
360 ms (167 bpm)
VT
On
16
12
400 ms (150 bpm)
Monitor
Off
20
450 ms (133 bpm)
320 ms
360 ms
400 ms

図4 VF治療設定例

図2で提示した設定におけるVF治療設定の詳細を示します。ATP During ChargingをONとし，治療はすべて最大エネルギーを用いたショック治療になっています。途中，Rx5で極性をAX＞Bに変えてショックを試みる設定です。

VF Therapies
Rx1
Rx2
Rx3
Rx4
Rx5
Rx6
VF Therapy Status
On
On
On
On
On
On
Energy
35 J
35 J
35 J
35 J
35 J
35 J
Pathway
B>AX
B>AX
B>AX
B>AX
AX>B
B>AX
ATP...
During Charging
ATP During Charging

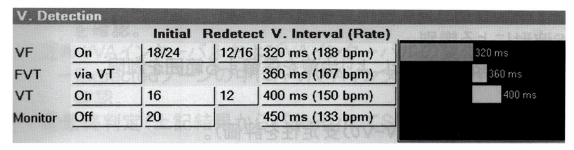

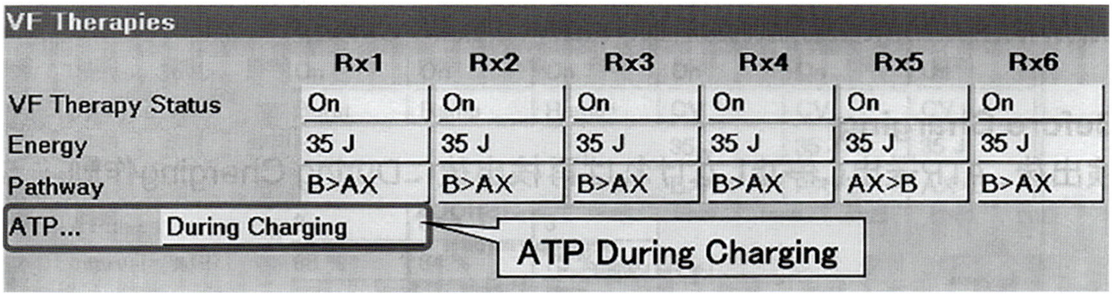

図5 FVT/VT治療設定例

図2で提示した設定におけるFVT治療設定（図5a）/VT治療設定（図5b）の詳細を示します。
FVT/VTともRx1〜3はATP治療を行い，Rx1はバースト，Rx2はランプ，Rx3はランプブラスとペーシング方法を変えています。Rx1〜3のシーケンス（繰り返す回数）は，FVTでは3回，3回，1回であるのに対し，VTでは5回，5回，3回とよりペーシング治療の回数が増えています。これはレートの遅いVTのほうがペーシングで止まる率が高いのと，血行動態が破綻するまでに時間的余裕があるためです。Rx4以降はいずれもショック治療になっています。FVTでは最大ショックエネルギーですべてショック治療を行いますが，VTでは5Jから始めて10J，35Jとエネルギーを上げています。これもレートの遅いVTのほうが低いエネルギーで止まる率が高いのと，血行動態が破綻するまでに時間的余裕があるためです。
通電方向パラメータの設定にはAX＞BとB＞AXがあります。AXはデバイス本体（カン）と上大静脈コイル電極を表し，個別にあるいは組み合わせて使用することが可能です。「B」は右室コイル電極を表します。通電方向は二相性波形の初期セグメント中の電流方向です。通電方向パラメータをAX＞Bに設定すると，電流はカン・上大静脈コイルから右室コイルに流れます。通電方向パラメータをB＞AXに設定すると，この電流は反転します。

a：FVT治療設定例

FVT Therapies	Rx1	Rx2	Rx3	Rx4	Rx5	Rx6
FVT Therapie Status	On	On	On	On	On	On
Therapy Type	Burst	Ramp	Ramp +	CV	CV	CV
Energy				35J	35J	35J
Pathway				B > AX	AX > B	AX > B
Initial # Pulses	8	8	3			
R-S1 Interval =（%RR）	88%	84%	75%			
S1S2（Ramp+）=（%RR）			69%			
S1S2（Ramp+）=（%RR）			66%			
Interval Dec	10ms	10ms				
# Sequences	3	3	1			
Smart Mode	On	On	On			
Shared Settings...			Auto Cap Formation...			

b：VT治療設定例

VT Therapies	Rx1	Rx2	Rx3	Rx4	Rx5	Rx6
VT Therapy Status	On	On	On	On	On	On
Therapy Type	Burst	Ramp	Ramp +	CV	CV	CV
Energy				5J	10J	35J
Pathway				B > AX	AX > B	AX > B
Initial # Pulses	8	8	3			
R-S1 Interval =（%RR）	88%	84%	75%			
S1S2（Ramp+）=（%RR）			69%			
S1S2（Ramp+）=（%RR）			66%			
Interval Dec	10ms	10ms				
# Sequences	5	5	3			
Smart Mode	On	On	On			

文献

1) Poole JE, Johnson GE, Hellkamp AS et al : Prognostic importance of defibrillator shocks in patients with heart failure. N Engl J Med 359（10）: 1009-1017, 2008.
2) Moss AJ, Schuger C, Beck CA, et al : Reduction in inappropriate therapy and mortality through ICD programming. N Engl J Med 367（24）: 2275-2283, 2012.
3) Sanders P, Connolly AT, Nabutovsky Y, et al : Increased Hospitalizations and Overall Healthcare Utilization in Patients Receiving Implantable Cardioverter-Defibrillator Shocks Compared With Antitachycardia Pacing. JACC Clin Electrophysiol 4（2）: 243-253, 2018.
4) Stiles MK, Fauchier L, Morillo CA, et al : 2019 HRS/EHRA/APHRS/LAHRS focused update to 2015 expert consensus statement on optimal implantable cardioverter-defibrillator programming and testing. Heart Rhythm 17（1）: e220-228, 2020.

覚えてますか
こんなこと，あんなこと
CRTプログラミング前の基本知識のおさらい！

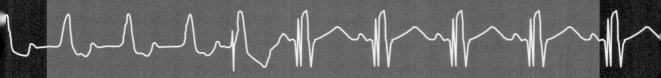

III

Ⅲ 覚えてますか こんなこと，あんなこと ─CRTプログラミング前の基本知識のおさらい！─

ペースメーカとCRTの基本的な構造・機能の違い

Point
- CRTは心臓再同期療法のことで，心房心室間および心室間の同期不全，左室内の同期不全を改善します。
- 左室リードは冠静脈を通して左室側壁の心外膜側に留置します。
- 現在，左室リードは4極リードが主流です。

　CRTとはcardiac resynchronization therapyの略で，心臓再同期療法と訳されます。除細動機能のないものを両室ペースメーカ（CRT-P），除細動機能付きのものを両室ペーシング機能付き植込み型除細動器（CRT-D）とよびます（表1）。

　心臓の収縮力を低下させる電気的な要因として，刺激伝導系の異常による心室内伝導障害や房室間同期不全などが挙げられます。心室内伝導障害とは，右室や心室中隔が興奮後ゆっくりと左室心筋内を興奮が伝搬し，左室の後壁・側壁の興奮が遅れる現象です。CRTは右房から心房をペーシングし，さらに右室（心室中隔）と左室側壁とをほぼ同時にペーシングすることで，心房両室間および心室間の同期不全，左室内の同期不全（dyssynchrony）を改善します。慢性心不全では心室不整脈が原因の突然死の割合が多く，心不全と心室不整脈の両方を治療する目的では除細動機能のあるCRT-Dが選択されます。

　ガイドラインでのCRT植込みの適応は，ニューヨーク心臓協会（NYHA）心機能分類や左室駆出率，QRS幅などの項目により規定されています。基本的には洞調律患者で，適切な薬物による心不全治療が行われていることが前提になります。除細動機能付きにするかどうかは，植込み型除細動器（ICD）の適応に準じます。

CRT：
cardiac resynchronization therapy

CRT-P：
cardiac resynchronization therapy-pacemaker

CRT-D：
cardiac resynchronization therapy–defibrillator

NYHA：
New York Heart Association

ICD：
implantable cardioverter defibrillator

表1 植込み型デバイスの種類

機能＼名称	ペースメーカ	植込み型除細動器（ICD）	CRT-P	CRT-D
徐脈治療	○	○	○	○
頻脈治療	×	○	×	○
心不全治療	×	×	○	○

サイズ

CRT-P/CRT-Dでは左室リードが接続されるため，ペースメーカやICDと比較してヘッドの部分にリード挿入孔が1つ多い構造になっています。また除細動機能が付いた分，CRT-DのほうがCRT-Pよりバッテリと本体が大きくなっています。本体（カン）の内部はCRT-Pは電子回路と電池，CRT-Dではこれにショック放電のためのキャパシタで構成されていますが，容積や重量はそれぞれペースメーカやICDと大きくは変わりません。

電池

CRT-Pに利用されている電池の多くはペースメーカと同じヨウ素リチウム電池です。一方，CRT-Dに利用されている電池の多くはICDと同じ銀酸化バナジウム・リチウム電池が利用されています。ただし，Boston Scientific社はCRT-Pがリチウムフッ化炭素電池，CRT-Dがリチウムマンガン電池になります。各社のCRT-P/CRT-Dのサイズと電池寿命を示します（**表2，3**）。

表2 各社のCRT-Pの比較

機種 （会社名）	容積 (CC)	重量 (g)	高さ/幅/厚み (mm)	電池寿命(年) （条件：モードDDD，ペーシング率 心房15%，両室100%，レート 60ppm，出力 2.5V/0.4msec，リード線抵抗 600Ω）
Percepta MRI CRT-P （Medtronic社）	19.9(2極) 19.5(4極)	30	59 / 46.5 / 11	11.0[*1]
VISIONIST X4 CRT-P （Boston Scientific社）	16.6	33	44.5 / 61.7 / 7.5	12.4[*2]
Quadra Allure MP CRT-P（Abbott社）	15	26.7	55.5 / 58.5 / 6	8.2[*3]
Amvia Sky HF-T QP （BIOTRONIK社）	15	31.2	53 / 53 / 6.5	10.4[*4]
REPLY CRT-P （MicroPort社）	11.3	26.5	52.8 / 45.6 / 6.3	8.3[*5]

*1：ペーシング率 右室50%，左室100%　Adaptiv CRT ON　　*2：レート 70ppm，出力 2.0V/0.4msec
*3：心房ペーシング率 100%，出力 2.5V/0.5msec，抵抗 500Ω　　*4：モードDDDR，心房ペーシング率 100%
*5：出力 心房/右室 2.5V/0.35msec，左室 3.5V/0.35msec，抵抗 500Ω

III 覚えてますか こんなこと，あんなこと ─CRTプログラミング前の基本知識のおさらい！─

表3 各社のCRT-Dの比較

機種 （会社名）	容積 (CC)	重量 (g)	高さ / 幅 / 厚み (mm)	電池寿命（年） （条件：モードDDD，ペーシング率 心房15%，両室100%，レート60ppm，出力 2.5V/0.4msec，リード線抵抗 600Ω，ショックなし）
Cobalt XT HF CRT-D MRI （Medtronic社）	35.5	83	74 / 51 / 13	9.2 [*1]
RESONATE X4 CRT-D （Boston Scientific社）	32.5	73.8	81.8 / 53.7 / 9.9	9.7 [*2]
Gallant HF （Abbott社）	34	76	74 / 51 / 12	7.3
Rivacor 7 CRT-D （BIOTRONIK社）	35	82	75 / 60 / 10	9.2 [*3]
Gali 4LV SonR CRT-D （MicroPort社）	33.7	91	78.1 / 54.3 / 11.1	11.1 [*4]

＊1：ペーシング率 右室15%，左室100%
＊2：ペーシングレート70ppm，左室出力3.0V/0.4msec，抵抗500Ω
＊3：ショック回数 年2回
＊4：ペーシング率 心房1%，出力2.5V/0.35msec，抵抗500Ω

リード線

　CRT-Pは右室リードに通常のペースメーカリードが使用されますが，CRT-DではICDと同じショックコイルの付いたリードが使用されます。CRT-P，CRT-Dとも左室ペーシングには専用のリード線を用い，右房内の冠静脈洞からリード線を進め，左室側壁の心外膜側に留置します（図1）。

図1 CRT-Dのリード線の位置

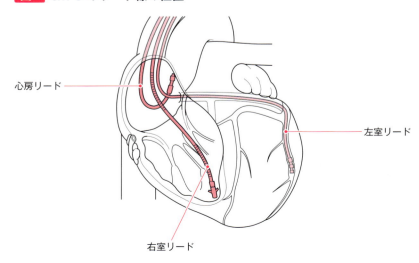

心房リード
左室リード
右室リード

現在の左室リードは4つの電極が配置された4極リードが主流です。これは冠静脈の枝に左室リードを挿入後に最適なペーシング部位を選択する際に，4極リードのほうが単極や双極リードと比較してペーシング部位の選択肢が多く，横隔神経刺激を避けたり，良好な閾値のペーシング極性を選びやすいからです。リード線は各社特徴的な形が付けられており，冠静脈側枝から抜けにくくなっています。また，電極の間隔も均等なものから一部の電極間を狭くすることで横隔神経刺激の回避を目的としたものなどがあります（図2）。

図2 CRT-P左室リードの種類

a：2極リード

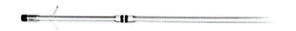

（Medtronic社提供）

b：4極リード

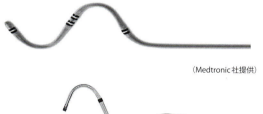

（Medtronic社提供）

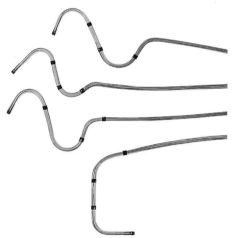

（Abbott社提供）

III 覚えてますか こんなこと，あんなこと ―CRTプログラミング前の基本知識のおさらい！―

CRT-P/CRT-Dにおけるペースメーカ機能設定の注意点

Point
- 心臓再同期療法（CRT）では通常DDD（DDDR）モードで100％心室ペーシングになるように設定します。
- 両室ペーシング機能付き植込み型除細動器（CRT-D）の感度設定は，心室不整脈のアンダーセンシングを避けるため植込み型除細動器（ICD）に準じて行います。
- 機種によっては左室のセンシングが可能なものもあります。
- 左室ペーシングは左室電極間でのペーシングが基本であり，右室リング電極を陽極として使用する場合は陽極刺激の可能性に注意しましょう。

モードの設定

心房リードが挿入されている場合，通常DDD（DDDR）モードが選択されます。慢性心房細動などで心房リードが挿入されていない場合や使用できない場合は，VVI（VVIR）が選択されます。100％の心室ペーシングを目指す必要があるため，AAIやDDIといった心室ペーシングを控えるモードや自己心拍優先機能は通常選択されません。

センシングの設定

心臓再同期療法（CRT）でのセンシングは心房および右室での双極電極にて行われます。右室リードに植込み型除細動器（ICD）用のインテグレーテッドバイポーラリードを使用する場合は，右室センシングは右室チップ電極と右室コイル電極との間で行うことも可能です（p2「ペースメーカとICDの基本的な構造・機能の違い」参照）。Boston Scientific社とBIOTRONIK社のCRTでは左室のセンシングも可能です。また両室ペーシング機能付き植込み型除細動器（CRT-D）では，心室細動のアンダーセンシングは致命的なため，ICDと同様に可変式センシング方式が用いられています（p6「ICDにおけるペースメーカ機能設定の注意点」参照）。

ペーシングの設定

CRTペーシングでは，左室と右室の両方に対してペーシングを行うことができます。左室ペーシングは左室電極間でのペーシングが基本ですが，機種によってはCRT-Pでは本体（カン）もしくは右室リング電極を陽極として設定することができます。また，CRT-Dでは本体（カン）や右室のリング電極（インテグレーテッドバイポー

CRT：
cardiac resynchronization therapy

ICD：
implantable cardioverter defibrillator

CRT-D：
cardiac resynchronization therapy-defibrillator

ラリードでは除細動コイル），除細動コイルを左室ペーシングの陽極として用いることができます（表1）。すなわち機種によっては，4極リードでは最大20種類のペーシング極性を，双極リードでは最大6種類のペーシング極性を選択できます。ただし，右室リング電極を陽極として使用すると陽極刺激となる可能性があり，注意が必要です。また，多極の左室リードでは複数の電極を同時刺激電極（陰極）として利用することができ，このペーシング様式はマルチポイントペーシングとよばれます。

表1 各社の陽極設定可能部位（左室電極以外）の比較

会社名	機種（上段：CRT-P／下段：CRT-D）	本体（カン）	右室リング電極	右室除細動電極	右室除細動電極（インテグレーテッドバイポーラリード）
Medtronic社	Percepta MRI CRT-P / Cobalt XT HF CRT-D MRI	可 / 不可	可 / 可	－ / 可	－ / 可
Boston Scientific社	VISIONIST X4 CRT-P / RESONATE X4 CRT-D	可 / 可	可 / 不可	－ / 可	－ / 可
Abbott社	Quadra Allure MP / Gallant HF	可 / 不可	可 / 可	－ / 可	－ / 不可
BIOTRONIK社	Amvia Sky HF-T QP / Rivacor 7 CRT-D	可 / 可	可 / 可	－ / 可	－ / 可
MicroPort社	REPLY CRT-P / Gali 4 LV SonR CRT-D	可* / 可	可 / 可	－ / 可	－ / 可

＊：左室チップ電極のみ陰極として使用可。

　CRTでは100％心室ペーシングが理想ですが，左室の閾値は変動しやすく左室を確実にキャプチャー（捕捉）するために出力を高く設定する場合も多いです。その結果，早期電池消耗や横隔神経刺激を生じる可能性もあります。左室のペーシングパルスの出力エネルギーは，個別にプログラムされた電圧およびパルス幅によって決まります。このパラメータを手動でプログラムすることも可能ですが，通常のペースメーカと同様，各社のもつ自動出力調節機能を使用することができます（自動出力調整機能については姉妹書『ペースメーカプログラミングのキモ』p23参照）。ただしペースメーカと異なり，毎心拍の補足確認機能を有する機種はありません。

　例えば，Medtronic社にはLV Capture Managementという機能があります。これは1日1回（AM1時）左室の電圧閾値を自動測定し，その閾値にマージンを加えた出力に自動的に変更する機能です。この場合，左室ペーシングが心室をキャプチャーしているか判断するには左室のセンシングができないため，心房ペーシングに対して自己伝導を通じて生じた右室電位と，左室ペーシングから心室間伝導を通じて生じた右室電位とを区別することで判断します（図1）。またBoston Scientific社では，PaceSafe LVAT（Left Ventricular Automatic Threshold）という機能があり，左室センシングが可能なので自動閾値テスト中にはペースメーカと同様に左室のEvokedレスポンス信号を測定して各左室ペーシング出力が左室を捕捉していることを確認します。

III 覚えてますか こんなこと，あんなこと ─CRTプログラミング前の基本知識のおさらい！─

図1 LV Capture Manegementにおける Capture 識別方法

左室キャプチャーアルゴリズムの場合，右室感知は次のいずれかの結果になります。
a：左室ペーシングで左室から右室に伝導（LV-RV伝導。通常は短い間隔）
b：心房ペーシングで心房から右室に伝導（A-V伝導。通常はより長い間隔）
左室キャプチャーアルゴリズムは，心房ペーシングから右室センシングへの伝導時間と左室ペーシングから右室センシングへの伝導時間の両方を測定して，左室捕捉につながる左室ペーシングが右室に伝導して右室感知を引き起こすウィンドウを決定します。左室ペーシングが左室捕捉につながらない場合は，右室感知は心房ペーシングの結果であり，房室伝導ウィンドウに該当します。すなわち，アルゴリズムは特定の時間枠内で左室ペーシングが右室感知につながるかどうかを確認します。右室感知が時間枠内に発生した場合は左室を捕捉し，発生しなかった場合は捕捉していないと判断します。

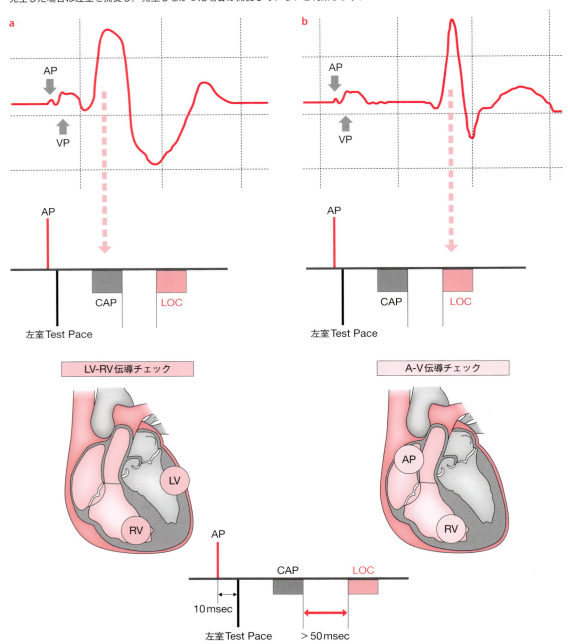

AP：心房ペーシング，VP：心室ペーシング，CAP：Capture，LOC：Loss of Capture

（図1 p55に続く）

図1 LV Capture Manegementにおける Capture 識別方法（続き）

> a：左室ペーシング-右室伝導チェック
>   （LV-RV伝導時間：左室ペーシングから右室センシング）
> b：心房ペーシング-右室伝導チェック
>   （A-V伝導時間：心房ペーシングから右室センシング）
>
> A-V伝導時間 ＞ LV-RV伝導時間 ＋60 msec* であることを確認

左室ペーシング後の右室センシングの位置（時間差）によって
左室の"Capture"もしくは"Loss of Capture"を判定

左室ペーシングから右室センシングまでの時間が短い場合はCapture

＊：AP-左室テストペース間が10 msec，CAP-LOS間が50 msecで計60 msecになる。

各社の左室ペーシング出力の自動出力調節機能を**表2**に示します。

表2 各社の左室自動出力調節機能の比較

	名称	セーフティマージン	最高出力	測定間隔	毎心拍の補足確認	そのほか
Cobalt XT HF CRT-D MRI（Medtronic社）	LV Capture Management	＋0.5～＋2.5V ノミナル Auto*	6.0V/設定パルス幅	24時間	不可	AM 1:00に測定開始
RESONATE X4 CRT-D（Boston Scientific社）	PaceSafe LVAT	＋1.0～＋2.5V ノミナル ＋1.0V	7.5V/0設定パルス幅	21時間	不可	最低出力2.0V/設定パルス幅，最大出力7.5V/設定パルス幅。テスト中は常に右室からバックアップペーシングあり
Gallant HF（Abbott社）	LV Cap Confirm	＋0.25～＋2.5V ノミナル ＋0.5V	5.0V/設定パルス幅	8時間または24時間	不可	設定はON，モニタリング，OFFが可能
Rivacor 7 CRT-D（BIOTRONIK社）	LV capture control（LVCC）	＋0.5～＋1.2V ノミナル ＋1.0V	5.0V/設定パルス幅	24時間	不可	テスト中は常に右室からバックアップペーシングあり
Gali 4LV SonR CRT-D（MicroPort社）	LVAT	＋0.5～＋2.5V ノミナル ＋1V	7.0V/設定パルス幅	24時間	不可	最大レート100 bpmまで使用可 開始時間は00:00～01:00～02:00～12:00のなかから選択可（ノミナルAM1:00）

＊：閾値の変動をモニタリングし，マージンを自動調整する。

両室ペーシングとしての基本機能

CRT-P/CRT-Dプログラミング前の
基本知識のおさらい！

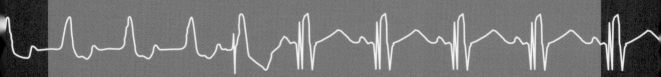

IV

Ⅳ 両室ペーシングとしての基本機能 ―CRT-P/CRT-D プログラミング前の基本知識のおさらい！―

CRT-P/CRT-D の
ペーシングタイミング

> **Point**
> - 心臓再同期療法（CRT）の設定で房室間隔と心室伝導時間とを最適に設定することが最も重要です。
> - 心エコーによる AV/VV ディレイの至適化に代わり，最近では自動調節機能を利用することが多いです。
> - 自動調節機能では AV/VV ディレイ両方を対象にするものと AV ディレイだけ対象にするものとがあります。

　心臓再同期療法（CRT）の目的は心房と両室の再同期をすることで，心室内伝導障害による収縮同期不全を再同期させ，心機能の改善を図ることにあります。そのため，CRT の設定で房室間隔（AV ディレイ）と心室伝導時間（VV ディレイ）とを最適に設定することが最も重要です。

CRT：
cardiac resynchronization therapy

房室間隔（AV ディレイ）

　ペースメーカと同様，心房ペーシング後の心室ペーシング（ApVp）ディレイと，心房センシング後の心室ペーシング（AsVp）ディレイとがあります。心房心室が順次ペーシングされた場合，心房電極から心房筋に伝導するのに要する時間分だけ実際のPQ 時間は設定された AV ディレイより短くなるので，通常 ApVp ディレイのほうがAsVp ディレイより 30〜50msec 程度長く設定されます。また，CRT では両室をペーシングすることが治療目的であり，自己脈よりも両室ペーシングを優先させるため，ペースメーカと異なり自己脈よりも短い AV ディレイ（80〜200msec 程度）に設定します。

心室伝導時間（VV ディレイ）

　右室リードと左室リードとの心室間ペーシングインターバルを VV ディレイといい，VV ディレイを設定して両室間のタイムインターバルを制御します。通常両室同時か左室を先行（20〜40msec 程度）する設定にしますが，有効な設定には個人差があります。また，必要時には右室先行も可能です。例えば ApVp ディレイ 160msec，VV ディレイを 40msec 左室先行と設定すると，心房ペーシングの 160msec 後に左室ペーシング，さらに 40msec 後に右室ペーシングが行われます。また，心室ペーシング部位を右室のみまたは左室のみに設定できる機種もあります。そのほか，各社で右室・左室先行や両室同時ペーシングなどのペーシングタイミングの表記方法にも違い

表1 各社の心室ペーシングタイミングの表記方法の違い

	両室同時	左室先行	右室先行
Cobalt XT HF MRI CRT-D （Medtronic社）	VVディレイ 0msec	LV －＞ RV	RV －＞ LV
RESONATE X4 CRT-D （Boston Scientific社）	BIV/LVオフセット 0msec	BIV LVオフセット －○○msec	BIV LVオフセット ＋○○msec
Gallant HF （Abbott社）	LV＋RV	LV→RV	RV→LV
Rivacor 7 CRT-D （BIOTRONIK社）	RV＝LV	LV＞RV	RV＞LV
Gali 4LV SonR CRT-D （MicroPort社）	0	L＋R	R＋L

があります（**表1**）。

至適AV/VV時間の自動設定

以前はAVディレイ，VVディレイの最適化には安静時にAVディレイやVVディレイのタイミングを少しずつ変化させながら，心エコーで計測して最も一回拍出量が増える値や拡張期僧帽弁逆流が少ない値に設定する方法がとられていました。至適AVディレイ・VVディレイは安静時と労作時とで異なる可能性があり，しかも経過で変化するため，定期的な再設定が必要になります。しかも心エコーで行う方法は時間がかかり，外来で行うことは困難です。そのため最近では，デバイス本体に搭載されているAV/VVディレイ自動調整機能を用いることが増えており，心エコーによる至適化と同等の効果があるとされています[1〜5]。自動調節機能では，AV/VVディレイ両方対象にするものと，AVディレイのみ対象にするものとがあります。

以下，各社のAV/VVディレイ自動調節機能について概説します。

AdaptivCRT（Medtronic社）

Medtronic社のAdaptivCRTアルゴリズムは，AVインターバルの測定と波形幅の測定を異なるスケジュールで行います。AVインターバルの測定は1分間に1回の頻度で行われます。P波およびQRS波形の幅の測定は16時間ごとに行われます。P波・QRS波幅に基づく自動調整により，ペーシングのモード/タイミングを状態に合わせて継続的に至適化します。自己の房室伝導が良好な場合，自己房室伝導時間の70％または自己房室伝導時間より40msec短い時間で左室ペーシングを行い，自己伝導と左室ペーシングとを融合させる機能があります。一方，ApVs＞270msec，AsVs＞220msecと自己房室伝導の延長がある場合は両室ペーシングになります。この際AVディレイはセンシングP波幅＋30msec，ペーシングP波幅＋20msecもしくは自己AV伝導時間より50msec短い値を比較し，短いほうの値に設定されます。またVVディレイは，QRS幅が50〜180msec未満の場合はQRS幅の測定値に基づいて決定され

ますが，180msec以上の場合は左室先行10msecとなります。AV伝導時間およびP波幅の測定値も，VVディレイに影響します。AV伝導時間の測定値がP波幅の測定値よりも規定値以上長い場合，VVディレイは0msecに調整されます（図1）。デバイスチェックの際には，デバイスに記録されたレートヒストグラムから，両室ペーシングおよび左室ペーシングとして実施されたCRTペーシングの割合を確認することができます。

図1 AdaptivCRTアルゴリズム

AdaptivCRTのペーシング方法は3段階のステップでモードとAV/VVディレイを決定しています。

①自己AV伝導時間チェック，これを1分ごとに行います
　AV伝導チェックは，1分ごとに1拍のみペーシングAVディレイを300msecまで延長し，自己のAV伝導時間の測定を行います。AV伝導チェックテストで3回連続ブロック基準を満たした場合，2分，4分，8分……16時間ごとまでテスト間隔を延長します。AV伝導障害のない場合は，AVインターバルの測定は1分間隔で継続されます。

②このとき測定されたAV伝導時間によりAdaptive LV Pacing，Adaptive BiV Pacingのどちらを行うかが決定されます
　心房センシングの場合には自己AV伝導が220msec以下，心房ペーシングの場合には自己AV伝導が270msec以下と判断された場合，Adaptive LV Pacingを行います。また，自己脈においてはレート100を境に，それよりも少ない場合にはAdaptive LV Pacingを，それ以上になるとAdaptive BiV Pacingを行います。

③測定された自己AV伝導時間，P波幅，QRS波幅を用いて，至適なAV/VVディレイを決定します
　P波およびQRS幅の測定は，上大静脈（SVC）コイル-カン（SVC電極がない場合は心房リング電極-カン）などFar fieldでの心内電位から測定されます。これは16時間ごとに行われ，AV時間を300msecまで延長し連続5拍の自己のAV伝導，P波とQRS幅を測定します。このときに測定された値によってBiVペーシング時の至適AVディレイおよびVVディレイが決定されます。QRS幅が50～120msec未満の場合，LV先行度はQRS幅の測定値に基づいて決定されますが，120msec以上の場合はLV先行0msecとなります。AV伝導時間およびP波幅の測定値も，VVディレイに影響します。AV伝導時間の測定値がP波幅の測定値よりも規定値以上長い場合，VVディレイは0msecに調整されます。

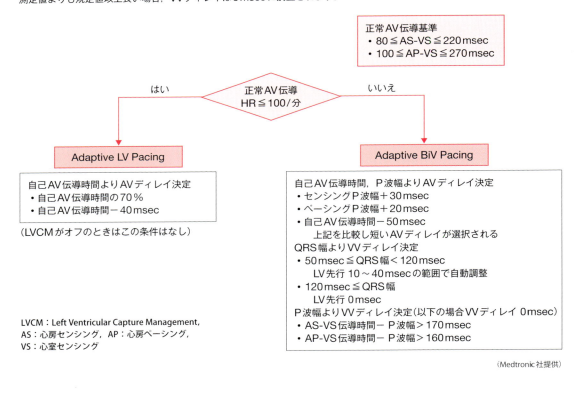

LVCM：Left Ventricular Capture Management，
AS：心房センシング，AP：心房ペーシング，
VS：心室センシング

（Medtronic社提供）

機能解説！

AdaptivCRTとレートアダプティブAV機能

AdaptivCRTパラメータがアダプティブ値にプログラムされている場合は，AdaptivCRT機能によってAVパラメータ値が調整されるため，心拍数に応じてAVディレイを変化させるレートアダプティブAV機能は動作しません．レートアダプティブAV機能がオフでも心拍数に合わせて自動でAVディレイを調節するため，運動時などの心拍変動にも対応できます．

SmartDelay（Boston Scientific 社）

Boston Scientific社のSmartDelayは自己伝導と融合した心室収縮の同期を行うために，自己伝導のAV間隔，右室センシング-左室センシング間隔，左室リード位置を基準にし，心房のセンシングおよびペーシングイベントに対するAVディレイを設定するための参考値を2.5分以内に自動的に提示します（図2）．ただし，自動設定の指示はプログラマを用いてそのつど行う必要があります．両室ペーシングまたは左室単独ペーシングが選択できます．

図2 SmartDelayアルゴリズム

SmartDelay 測定の流れ
①Temporary LRL*を設定する，②心房センス後AVインターバルを測定，③心房ペース後AVインターバルを測定，④LVリード留置位置による係数をかける，⑤LVオフセット値を計算する
↓
〈参考設定の提示〉
・心房センス後AVインターバル　・心房ペース後AVインターバル　・ペーシングチャンバー（BiVもしくはLV Only）

*：Lower Rate Limit

簡単な操作
・ワンボタン，所要時間 約150秒

カスタマイズ
・患者個々のデータに応じた参考設定を提示

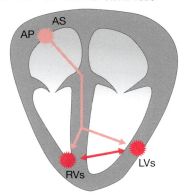
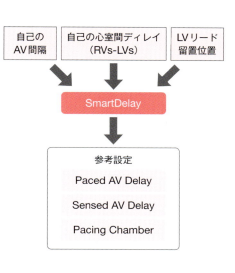

（Boston Scientific社提供）

IV 両室ペーシングとしての基本機能 ―CRT-P/CRT-Dプログラミング前の基本知識のおさらい！―

SyncAV Plus（Abbott社）

　Abbott社のSyncAV Plusは自己伝導を有する症例に使用し，256心拍ごとに3連続のAs（Ap）-Vsインターバルを確認します。3連続心房イベント-Vセンシングインターバルの3拍目のインターバルを採用し，採用されたインターバルに対してSyncAV CRT Δ値（ノミナル−15％）短いAVディレイで両室を同時ペーシングします。結果として，自己伝導による収縮に対して左右両方向からフュージョンビートを作り，QRS幅の短縮を図ります（図3）。

　定期外でPR間隔が短縮し，Vセンシングイベントが3連続発生した場合にはその心房イベント-Vセンシングインターバルに対してSyncAV CRT Δ値分短縮されます。この場合，32心拍後に再度AVディレイを延長し，改めて心房イベント-Vセンシングインターバルを確認します。

図3 SyncAV Plusのアルゴリズム

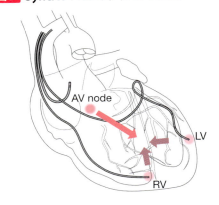

（Abbott社提供）

機能解説！

SyncAVとSyncAV Plus
　以前のSyncAVではSyncAV CRT Delta値は固定値であり，安静時や運動時に房室伝導時間が変動した際，設定された固定値分AVディレイを短縮することで対応していました。一方，SyncAV Plusでは自己房室伝導時間に対して相対的なAVディレイでのペーシングが可能になり，より生理的なAVディレイでのペーシングが可能になりました（表2）。

QuickOpt（Abbott社）

　Abbott社のQuickOptは，プログラマによりボタン1つでAVディレイおよびVVディレイを90秒以内に迅速に至適化します。
　AVディレイの至適化は以下のように行います。

①心房センステストして，8イベントのP波幅を計測する
②8イベントのP波幅を平均化する
③②のP波幅に独自の計算方法を用いた変数を加算し，至適AVディレイとする

表2 SyncAV と SyncAV Plus の違い

自己伝導時間	従来のSyncAV Δ 50 msecで設定	SyncAV Plus Δ − 20%で設定
AS — AV伝導 200 msec — VS	150 msecでFusion Pacing	160 msecでFusion Pacing
AS — AV伝導 180 msec — VS	130 msecでFusion Pacing	144 msecでFusion Pacing
AS — AV伝導 130 msec — VS	80 msecでFusion Pacing	104 msecでFusion Pacing

（Abbott社提供）

一方，VVディレイの至適化は，以下のように行います．

①心室センステスト（自己の心室間伝導遅延を計測），右室ペーシングテスト（右室から左室の伝導時間を計測），左室ペーシングテスト（左室から右室の伝導時間を計測）を実施し，8イベントの心電図を計測する
②記録された8イベントを平均化する
③右室ペーシングテスト，左室ペーシングテスト中の伝導速度の差を，自己波の伝導遅延の修正項として使用し，独自の計算方法を用いてVVディレイを決定する
④この目的は右室と左室の伝導時間を計測し，両室からのペーシングのウェーブフロントが，左室中間で出会うようにすることである（図4）

図4 QuickOptアルゴリズム～VVディレイの至適化～

▶心室伝導の特徴をとらえるために，"ペーシングテスト"と"センシングテスト"が実施されます．
▶目的は，右室と左室の伝導時間を計測し，両室からのペーシングのウェーブフロントが，左室中間で出会うようにすることです．

①"Vセンステスト"により，自己の心室間伝導遅延を計測します（Δ）
②その後，"RVペーステスト"および"LVペーステスト"を行い，心室間伝導遅延の左右差を求めます（ε）

▶上記の値が"VVタイミング"の至適化に使用されます．

$$VVopt = 0.5 \times (\Delta + \varepsilon)$$

Δ：自己の心室脱分極の心室間伝導遅延
ε：ウェーブフロントの速度に基づく修正項

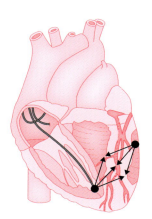

（Abbott社提供）

Ⅳ 両室ペーシングとしての基本機能 —CRT-P/CRT-Dプログラミング前の基本知識のおさらい！—

QuickOptが使用できない例としては，洞停止や心房細動時などP波幅を測ることができないときはAV時間の至適化ができません。また，完全房室ブロックのときも補充調律では心室の伝導評価が正しくできないため，VV伝導の至適化ができません。

CRT AutoAdapt（BIOTRONIK社）

BIOTRONIK社のAutoAdaptは一定の条件下において**1分ごとに自己房室伝導時間を測定し，ペーシング様式を両室または左室単独に切り替える機能**です。伝導時間測定は1分間に1周期のみ測定します。計測された伝導時間からAVディレイを計算し，自動設定されます。AVディレイは，①「AV伝導時間×AV減少設定（0.5～0.9。0.1刻み）」または②「AV伝導時間−40msec」を比較し，どちらか短いほうが選択されます。CRT AutoAdapt設定を「ON」にすることで心室伝導パターンを自動認識し，両室ペーシングと左室単独ペーシングを自動的に切り替えます（図5）。

図5 AutoAdaptアルゴリズム

心房レートが100/min以上または房室伝導時間が250msec以上の場合はCRT AutoAdaptを「ON」，「AV Adapt」のいずれに設定するかによらず，両室同時ペーシングになります。
心房レートが100/min未満かつ房室伝導が250msec未満の場合は，自動AV伝導時間が測定されます。自動AV伝導時間測定は1回の心拍間隔内で，2つの伝導時間測定を行います。すなわち，右房-右室（心房イベントから右室センシングまでの伝導時間）と右房-左室（心房イベントから左室センシングまでの伝導時間）です。CRT AutoAdaptが「ON」の場合は，右房-右室より右房-左室が長い場合左室単独ペーシングになります。CRT AutoAdaptが「AV Adapt」に設定されている場合は，常に両室同時ペーシングになります。

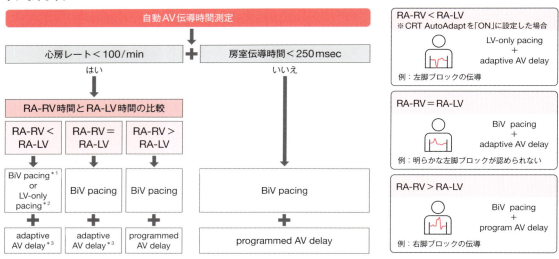

＊1：CRT AutoAdaptをAV adaptに設定した場合。
＊2：CRT AutoAdaptをONに設定した場合。
＊3：RA-RVまたはLV伝導時間×Adaptive AV reduction設定，RA-RVまたはLV伝導時間−40msecどちらか短いほうを選択。

（BIOTRONIK社提供）

SonR (MicroPort社)

　Microport社のSonRでは，専用の心房リードである「SonRtipリード」と組み合わせて使用します。「SonRtipリード」の先端に搭載されたマイクロ加速度センサーが心収縮時に心筋によって生み出される振動をリアルタイムに感知し，継続的に心臓の収縮力を測定し，AVおよびVVディレイを自動的に最適化します。最適化は1週間に一度の頻度で安静時および運動時の両方で実施されます（図6）。

図6 SonRの原理

「SonRtipリード」の先端に搭載されたマイクロ加速度センサーが心収縮時に心筋によって生み出される振動を感知します。SonRをONにすることでSonR Signalが最大になるタイミングにAV・VVディレイが至適化されます。

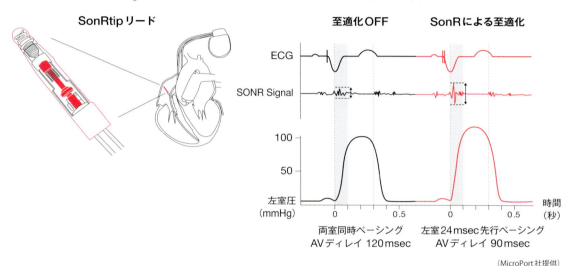

（MicroPort社提供）

　以上，各社の自動調節機能について解説しました。一定の間隔で自動調節が常に行われている機種ではリアルタイムでAV/VVディレイの至適化がなされる利点がありますが，CRTペーシング率をわずかながら犠牲にします。例えば1分ごとに自動調節が行われる機種ではそのアルゴリズムの特性上CRTペーシング率が0.5～1.0%程度低下することになります。各社の自動調節機能のまとめを示します（表3）。

IV 両室ペーシングとしての基本機能 ―CRT-P/CRT-D プログラミング前の基本知識のおさらい！―

表3 各社のAV/VVディレイ自動調節機能の比較

	名称	自動設定の対象 AVディレイ	自動設定の対象 VVディレイ	変動可能範囲* AVディレイ (AsVp/ApVp)	変動可能範囲* VVディレイ	ノミナル値 AVディレイ (AsVp/ApVp)	ノミナル値 VVディレイ	LV単独ペーシング	自動で常に計測
Cobalt XT HF MRI CRT-D（Medtronic社）	AdaptivCRT	○	○	80～140/ 100～180msec	0～40 msec	100/130msec	0msec	可	可（AVディレイ1分ごと，VVディレイ16時間ごと）
RESONATE X4 CRT-D（Boston Scientific社）	SmartDelay	○		30～300/ 30～300msec		120/180msec		可	不可，プログラマー操作必要
Gallant HF（Abbott社）	SynchAV Plus	○		25～350/ 60～350msec	0～80 msec**	150/200msec	0msec	可	可（256心拍ごと）
	QuickOpt	○	○			150/200msec		可	不可，プログラマー操作必要
Rivacor 7 CRT-D（BIOTRONIK社）	AutoAdapt	○		50～225/ 50～225msec	0～100 msec	110/150msec	0msec	可	可（1分ごと）
Gali 4 LV SonR CRT-D（MicroPort社）	SonR	○	○	30～250/ 30～250msec	0～64 msec	125/190msec	0msec	不可（マニュアルでの設定は可）	可（1週間に1回）

＊：実臨床での使用の有無とは別にあくまで理論上可能な可動範囲。
＊＊：左室先行の場合15～80msec，右室先行の場合10～80msec。

◇ **文献**

1) Jagmeet PS, William TA, Eugene SC, et al : Clinical response with adaptive CRT Aagorithm compare with CRT with echocardiography-optimized atrioventricular delay : a retrospective analysis of multicentre trials. Europace 15（11）: 1822-1828, 2013.

2) Stein KM, Ellenbogen KA, Gold MR, et al : SmartDelay determined AV optimization : a comparison of AV delay methods used in cardiac resynchronization therapy（SMART-AV）: rationale and design. Pacing Clinical Erectrophsiol 33（1）: 54-63, 2010.

3) Baker JH, Mckenzie J, Beau S, et al : Acute evaluation of programmer-guided AV/PV and VV delay optimization comparing an IEGM method and echocardiogram for cardiac resynchronization therapy in heart failure patients and dual-chamber ICD implants. J Cardiovasc Electrophysiol 18（2）: 185-191, 2007.

4) Albero E, Tolosana J, Trucco E, et al : Fusion-optimized intervals（FOI）: a new method to achieve the narrowest QRS for optimization of the AV and VV intervals in patients undergoing cardiac resynchronization therapy. J Cardiovasc Electrophysiol 25（3）: 283-292, 2014.

5) Brygada J, Delnoy PP, Brachmann J, et al : Contractility sensor contractility sensor-guided optimization of cardiac. Resynchronization therapy: Results from the respond-CRT trial. Eur Heart J 38（10）: 730-738, 2017.

CRT-P/CRT-Dの左室ペーシング部位

> **Point**
> - 至適左室ペーシング部位は，右室リードと左室リード間の伝導時間を測定し，左室の最遅延部位が選択されます。
> - 左室多点ペーシングは心臓再同期療法（CRT）ノンレスポンダーを改善する可能性のある機能ですが，電池寿命の減少に注意が必要です。
> - 各社とも自動で至適左室ペーシング部位を選択する機能や，推奨する左室多点ペーシング部位を表示する機能があります。

至適左室ペーシング部位

心臓再同期療法（CRT）の効果を最大にするためには，最適な左室ペーシング部位の選択が重要です。CRTでは左室リードは伝導遅延部位に置かれるため，心室の収縮の始まりを示すQRS波の始まりから，左室リードで記録される左室電位までの時間が長いほど至適左室ペーシング部位と考えられます。左室リードには4極のリードが選択されることが多いですが，4極のなかでどの電極が最も有効かを判断するのは困難です。そこで，右室リードと左室リード間の伝導時間から左室の最遅延部位を判断し，簡易的に左室刺激部位の選択に役立てる機能が各社搭載されています。

各社多少の違いはありますが，右室センシングや右室ペーシングから左室各電極における左室センシングまでの遅延時間を測定し，インピーダンスや閾値およびそれに伴う電池寿命なども考慮した最適な左室ペーシング部位を表示します（**表1**）。以下，各社の左室至適ペーシング部位選択機能について解説します。

CRT：
cardiac resynchronization therapy

VectorExpress 2.0（Medtronic社）

自動で最大16個の左室ペーシングベクトルをテストし，右室 - 左室の電気的遅延，閾値，バッテリへの影響を測定し，横隔神経刺激（PNS）を回避しながら至適なペーシング部位を選択します（**図1**）。このテストは，4極左室ペーシングリードをサポートするデバイスで使用できます。

PNS：
phrenic nerve stimulation

VectorGuide（Boston Scientific社）

ペーシングに適した再遅延部位となるベクトルを決定するために1分以内に17のペーシングベクトルすべての右室センシング-左室センシングディレイを測定します。最も長い右室センシング-左室センシングディレイが測定された部位をペーシングします（**図2**）。

IV 両室ペーシングとしての基本機能 —CRT-P/CRT-Dプログラミング前の基本知識のおさらい！—

表1 各社の左室ペーシング至適部位自動選択時に計測される項目

	名称	右室センシング 左室センシング 遅延時間	右室ペーシング 左室センシング 遅延時間	左室閾値	リード抵抗	電池寿命
Cobalt XT HF MRI CRT-D（Medtronic社）	VectorExpress 2.0	○	○	○	○	○
RESONATE X4 CRT-D（Boston Scientific社）	VectorGuide	○	○	○	○	×
Gallant HF（Abbott社）	VectSelect Quartet	○	○	○	○	×
Rivacor 7 CRT-D（BIOTRONIK社）	Auto LV VectorOpt	○	○	○	○	○
Gali 4 LV SonR CRT-D（MicroPort社）	なし	—	—	—	—	—

図1 VectorExpress 2.0（Medtronic社）の例

VectorExpress 2.0結果表記画面（SmartSync Device Managerの画面）

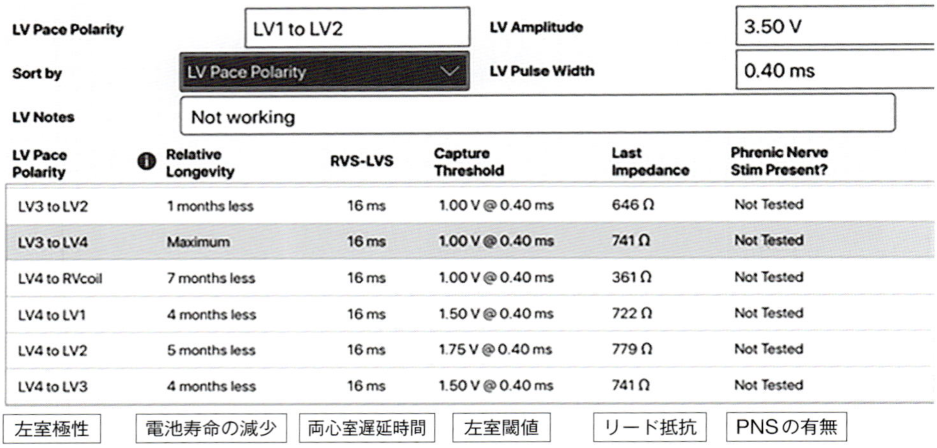

LV Pace Polarity	Relative Longevity	RVS-LVS	Capture Threshold	Last Impedance	Phrenic Nerve Stim Present?
LV3 to LV2	1 months less	16 ms	1.00 V @ 0.40 ms	646 Ω	Not Tested
LV3 to LV4	Maximum	16 ms	1.00 V @ 0.40 ms	741 Ω	Not Tested
LV4 to RVcoil	7 months less	16 ms	1.00 V @ 0.40 ms	361 Ω	Not Tested
LV4 to LV1	4 months less	16 ms	1.50 V @ 0.40 ms	722 Ω	Not Tested
LV4 to LV2	5 months less	16 ms	1.75 V @ 0.40 ms	779 Ω	Not Tested
LV4 to LV3	4 months less	16 ms	1.50 V @ 0.40 ms	741 Ω	Not Tested

LV Pace Polarity: 3.50 V、LV Pulse Width: 0.40 ms、LV Notes: Not working
Sort by: LV Pace Polarity

左室極性　電池寿命の減少　両心室遅延時間　左室閾値　リード抵抗　PNSの有無

（Medtronic社提供）

VectSelect Quartet（Abbott社）

Auto VectSelect Quartetテストを使用すると，右室-左室伝導時間を自動的に測定し，推奨される左室ベクトルの閾値測定を自動的に実行します。最終的にVectSelectアルゴリズムによって右室-左室測定と閾値およびPNSテストの結果に基づいて，推奨されるペーシング部位が選択されます（図3）。

図2 VectorGuide（Boston Scientific社）の例

a：選択可能なペーシング極性

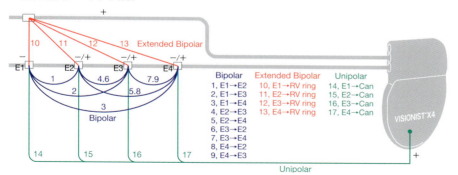

b：VectorGuide結果表記画面

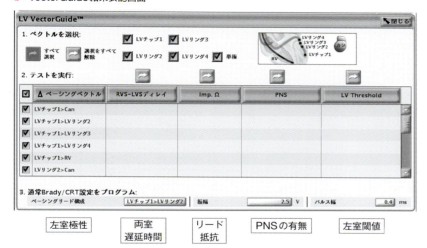

（Boston Scientific社提供）

図3 VectSelect Quartet（Abbott社）の例

VectSelect Quartet マルチベクトルツール

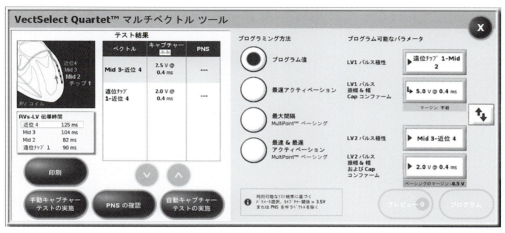

（Abbott社提供）

Auto LV VectorOpt（BIOTRONIK社）

　左室ペーシング極性を20とおりに拡張したことで，4極リードを使用したときに考えられるすべての極性が設定可能になりました。RV-LV Conduction Testは右室センシング-左室センシングおよび右室ペーシング-左室センシングのそれぞれの伝導時間を自動計測し，最遅延部位（電極）を判断します。これにPNSの有無，リード抵抗と閾値，電池寿命に与える影響を考慮し，選択する電極を総合的に判断し最適な左室ペーシング部位として表記されます（図4）。

図4 Auto LV VectorOpt（BIOTRONIK社）の例

a：選択可能なペーシング極性

b：RV-LV Conduction Test

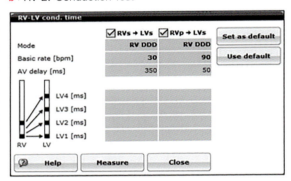

c：Auto LV VectorOpt結果表記画面

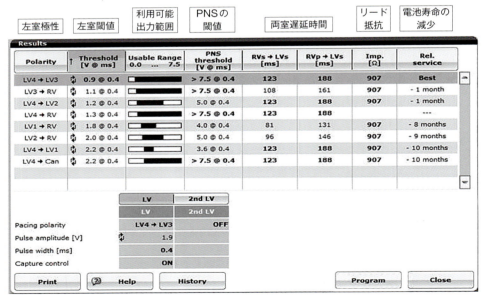

マルチポイントペーシング（MPP）

　左室多点ペーシング，すなわちペーシングサイクルごとに最適な2カ所からの左室ペーシング実行によりCRTレスポンダー率が改善することが示されています[1]。単一の左室リードの2カ所から刺激パルスを送り出し，陰極間隔をより広くとることでより多くの心筋組織を刺激するのがよいと考えられており，ノンレスポンダーを改善する可能性がある新たな機能として期待されています（**図5**）。ただし，**患者が単一部位の左室ペーシングによってCRTの効果が認められないというエビデンスがない限り，MPPの長期使用は電池寿命の減少をもたらすので勧められません。**

　以下，各社のMPP機能を概説します（**表2**）。

MPP：multi point pacing

Multiple Point Pacing（Medtronic社）

　MPPは，4極左室ペーシングリード対応のデバイスで使用可能です。独立回路を採用することで，CRTペーシング中に個別にプログラムされた2番目の左室ペーシングパルスを送出できるようになります。最初のパルスと同時に，または設定可能な左室-左室ディレイの後に連続させる方法で，2番目の左室ペーシングパルスを送出することができます。2番目の左室ペーシングパルスには，左室ペーシング極性，パルス幅，電圧およびCapture Managementパラメータを個別にプログラムすることができます。

SmartVector（Boston Scientific社）

　17ペーシングベクトルと216マルチサイトペーシングの組み合わせからLVa，LVbの2カ所の左室ペーシング部位を選択することが可能です。通常LVaは閾値とインピーダンスの値が許容でき，PNSがなく，最も長い右室センシング-左室センシングディレイをもつベクトルを推奨します。LVbはLVaから物理的に最も離れた，閾値とインピーダンスの値が許容でき，PNSがないベクトルを推奨します。SmartVectorにより5秒で設定値を自動的に提案します。ENDURALIFEバッテリーにより，MultiSite PacingをONにしても12.1年の予測寿命とされています。

MultiPointペーシング（Abbott社）

　Abbott社のMultiPointペーシングでは基本的にペーシングベクトルとして各左室電極-右室コイルが選択されます。まず最初にVectSelect Quartetで各ベクトルの閾値とPNSの有無がチェックされます。この結果，閾値が3.5V以下でかつPNSのないベクトルが使用できるベクトルと判断されます。次に使用できるベクトルのうち設定に応じて，右室-左室伝導時間が最速と最遅または電極間隔が最大となる2つの左室電極が選択されます。左室のみペーシングと両室ペーシングの2つのモードが可能です。

Ⅳ 両室ペーシングとしての基本機能 ―CRT-P/CRT-Dプログラミング前の基本知識のおさらい！―

図5 MultiSite Pacingのイメージ図

a：LVシングルサイトペーシング

b：LVマルチサイトペーシング

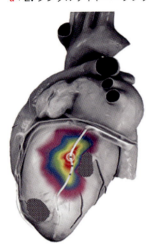
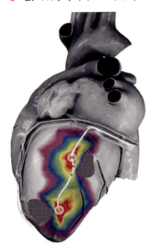

表2 各社のマルチポイントペーシング機能のまとめ

	名称	LV1-LV2自動推奨基準		LV1-LV2ペーシング法	
		伝導時間差	距離	順次ペーシング	同時ペーシング
Cobalt XT HF MRI CRT-D （Medtronic社）	Multiple Point Pacing	自動推奨機能なし		可	可
RESONATE X4 CRT-D （Boston Scientific社）	SmartVector	×	○	可	可
Gallant HF （Abbott社）	MultiPointペーシング	○	○	可	可
Rivacor 7 CRT-D （BIOTRONIK社）	Multipole Pacing	○	×	可	可
Gali 4LV SonR CRT-D （MicroPort社）	MP	自動推奨機能なし		不可	可

左室LV1，LV2の2カ所からペーシングと仮定。

MultiPointペーシング（Abbott社）時の出力設定制限

　選択された2つの左室電極間の伝導時間差が短い場合では出力設定に制限がかかります。具体的には伝導時間差が5msec未満の場合には出力5.0V以下，パルス幅0.5msec以下，5～10msec未満の場合にはパルス幅0.5msec以下，10msec以上の場合には制限なしです。また，自動閾値測定機能であるRV/LV Capコンファーム機能は15msec以上の場合のみ使用可です（表3）。

表3 MultiPointペーシング（Abbott社）における左室電極間の伝導時間による機能制限

左室電極間の伝導時間差	5 msec	10 msec	≧15 msec
出力	5.0V以下	制限なし	制限なし
パルス幅	0.5msec以下	0.5msec以下	制限なし
RC/LV Cap コンファーム	モニタリングのみ	モニタリングのみ	設定可

Multipole Pacing（BIOTRONIK社）

左室2カ所から順次または同時ペーシングが可能です。

MP（MicroPort社）

Gali 4LV SonR CRT-D および Gali 4LV CRT-D は，CRTの効果を高めるために左室マルチポイントペーシング（MP）を搭載しており，ペーシングサイクルごとに，LV MP1 および LV MP2 ペーシングサイトと呼ばれる2つの異なる電極で同時に左室のペーシングを行います（図6）。

図6 マルチポイントペーシング（MicroPort社）のプログラマ画面

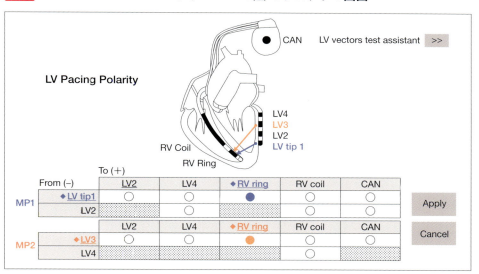

（MicroPort社提供）

◇ 文献

1) Niazi I, Baker J 2nd, Corbisiero R, et al : Safety and efficacy of multipoint pacing in cardiac resynchronization therapy--the multipoint pacing trial. JACC 3（11）: 1519-1522, 2017.

CRT-P/CRT-D による不整脈治療

> **Point**
> - 心房細動（AF）は両室ペーシングの阻害要因になるため，心房不整脈に対する心房抗頻拍ペーシング（ATP）機能を有する機種もあります。
> - 右室からの心室ATP治療無効の心室頻拍（VT）を認めた場合，両室ペーシングが可能であれば両室からのATPも検討します。

発作性心房細動（AF）に対する治療

　AFは，心原性脳塞栓症や心不全増悪の直接的な因子であると同時に，心臓再同期療法（CRT）ペーシングの主要な阻害要因であることが知られています。また，ときに心室不整脈を引き起こす要因にもなります。

Reactive ATP（Medtronic 社）

　心房不整脈のレートとリズム変化に合わせて心房抗頻拍ペーシング（ATP）を送出し，心房頻拍（AT）/AFの持続化を抑制します。AT/AFエピソードを治療する際は，最大3回のATP治療を実施することができます（図1）。心房ATP治療にはバーストペーシング，ランプペーシングおよび50HzバーストペーシングがあI，それぞれシーケンス回数が設定可能です。心房ATP治療はいずれもAOOモードで実施されます。AT/AF治療の実施直後に心室頻拍（VT）/心室細動（VF）が検出された場合，心房ATP治療によりVT/VFが誘発される可能性もあるため，それ以降の心房治療はOFFになります。この場合，再プログラムが行われるまで心房治療はOFFのままです。
　またReactive ATPではATP治療が無効であった場合，心房カルディオバージョン（CV）治療を実施することができます。CVは，心房組織を同時に脱分極させることによってエピソードを停止し，正常な洞調律を回復することを意図したものです。自動心房CV治療は，使用可能（チャージ完了）となった時点でATPシーケンス送出よりも優先度が高くなります。実施可能なすべてのCV治療が実施された後に，残りのATPシーケンスが再度使用可能になります。自動心房CVがスケジュールされている場合，プログラムされたエネルギーレベルまで高電圧キャパシタを充電し，心室受攻期外の心室センシングイベントにショックを同期させることを試みます。心房CV治療は，心室不応期外の2回目の心室イベントで実施されます（図2）。同期を行うことができない場合，治療は中止されます。CVパルスでは二相性波形を使用しますが，二相性波形では高電圧パルスの通電方向がパルス送出中に反転します。心房のCV時の通電は，右室コイルとカンの間，右室コイルと上大静脈コイルの間，あるいは右室コイルとカン＋上大静脈コイルの間で行われます。意識下でCVが行われると，強い

AF：
atrial fibrillation

CRT：
cardiac resynchronization therapy

ATP：
antitachycardia pacing

AT：
atrial tachycardia

VT：
ventricular tachycardia

VF：
ventricular fibrillation

CV：
cardioversion

図1 Reactive ATP（Medtronic社）治療実施の概要

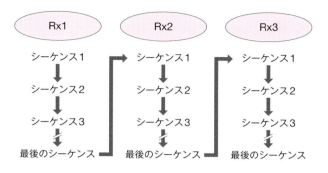
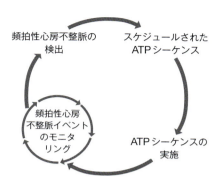

（Medtronic社取扱説明書を基に作成）

図2 心房CV作動例

①各心室イベントが1つ前の心室イベントの心室不応期にあるため、その心室イベントに対するCV治療は行われません。
②心室不応期外となる2回目の心室イベントに対してCV治療が行われます。
③プログラムされた設定でバックアップペーシングが開始されます。

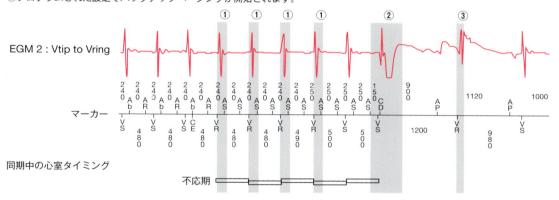

Ab：Post ventricular atrial blanking（PVAB）内センシング，AR：Post ventricular atrial refractory period（PVARP）内センシング，AS：心房センシング，CD：カルディオバージョン，AP：心房ペーシング，VS：心室センシング，CE：Charge End，VR：心室不能期内センシング

（Medtronic社取扱説明書を基に作成）

衝撃を自覚します。

Atrial ATP機能（BIOTRONIK社）

　BIOTRONIK社でも最新機種にAT/AFに対するATP機能が搭載されています。バーストペーシング，ランプペーシング，高頻度バーストペーシングが設定できます。「繰り返しインターバル治療」と「リズム変化時繰り返し治療」とが基本機能です（図3）。心房不整脈の検出後，「繰り返しインターバル治療」がスタートし，インターバル期間を満たすと治療が実施されます。インターバルは2時間から最大36時間まで設定可能です。一方，「リズム変化時繰り返し治療」により10分ごとにリズム（レート/安定性）の確認を行い，変化するたびに繰り返し治療を実施します。これにより1つのイベントに対し，24時間で最大144回の治療が繰り返されます。また，無効な治療を繰り返し電池消耗を早めたり，心房ATP治療によりVT/VFが誘発されること

IV 両室ペーシングとしての基本機能 ―CRT-P/CRT-D プログラミング前の基本知識のおさらい！―

図3 Atrial ATP 機能（BIOTRONIK社）

a：ATP治療の流れ
- 8P-P間隔中5P-P間隔で40msec以内であれば安定としてATP送出が**準備**されます。
- 8P-P間隔中4P-P間隔で40msec以上であれば不安定としてATP送出が**保留**されます。

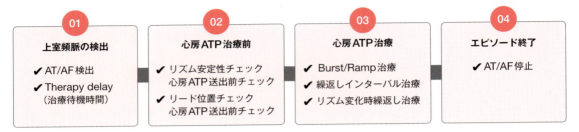

b：繰り返しインターバル治療（Repetition interval）
- 繰り返しインターバル治療は，プログラムされた一定時間経過後に心房ATPを送出します。
- 2時間～最大36時間まで設定可能です。

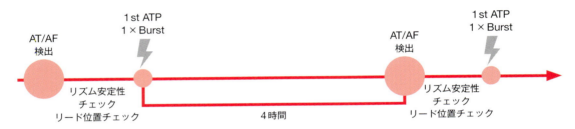

c：リズム変化時繰り返し治療（Repetition through rhythm change）
- リズム安定性チェック時に使用される8P-P間隔の中央値（4番目）を保存します。
- 10分ごとに検出されたエピソードが持続している場合，中央値を再計算します。
- 再計算された最新の中央値（4番目）と最後に記録された中央値（4番目）に50msec以上解離がある場合に"リズム変化"と認識します。
- ATP送出前のチェックをクリアすれば，心房ATPを送出します。

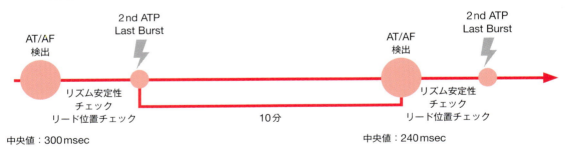

（BIOTRONIK社パンフレットを基に作成）

を防ぐため，以下の場合には再プログラミングされるまで心房ATP治療が中止されます。

- 48時間以上AT/AFエピソードが持続した場合
- リード抵抗値や房室伝導テストによるリード位置チェックが不成功だった場合
- 心房ATP送出後に心室レートがアクセラレート（促進）した場合

> **機能解説！**
>
> **心房ATP（BIOTRONIK社）のバッテリへの影響**
>
> 　BIOTRONIK社の心房ATPのバッテリに対する影響は－1.1％と推測されています。すなわち10年の予測寿命の場合，心房ATPをONにすると電池寿命が9年10カ月になります。これはATP出力（6V/1.5msec），600回/月作動，15刺激/回（9,000刺激/月）の設定と仮定した場合です。

心室不整脈

　一般的には，心室不整脈に対するATP治療は右室に留置されたリードからのペーシングで行うように設定します。しかし両室ペーシング機能付き植込み型除細動器（CRT-D）植込み後の患者では，左室ペーシングまたは両室ペーシングによるATP治療も選択可能です。特に左室に不整脈基質が存在すると想定される患者では，理論的にも回路近傍である左室側からのATPのほうが興奮間隙に入りやすく，効果が高い可能性があります。また虚血性心筋症患者では，両室からのATPのほうが右室からのATPよりアクセラレーション（頻拍促進）誘発が少なく，安全性が高いとの報告もあります[1]。**ATP無効のVTを認めた場合には，両室ペーシングが可能であれば両室からのATPを検討してもよいと思われます。**

　各社のCRT-DにおけるATP送出可能部位の比較を示します（**表1**）。

CRT-D:
cardiac resynchronization therapy defibrillator

表1　各社のCRT-DにおけるATP送出可能部位

	右室	左室	両室	そのほか
Cobalt XT HF MRI CRT-D（Medtronic社）	○	○	○	両室に設定した場合，左室先行でVVディレイは2.5msec iATPは右室のみ設定可能
RESONATE X4 CRT-D（Boston Scientific社）	×	×	○	右室，左室それぞれ出力とパルス幅の設定が可能 出力は0.1～7.5Vの間で，パルス幅は0.1～2.0msecの間で設定可能
Gallant HF（Abbott社）	○	×	×	—
Rivacor 7 CRT-D（BIOTRONIK社）	○	○	○	—
Gali 4LV SonR CRT-D（MicroPort社）	○	○	○	—

文献

1) Gasparini M, Anselme F, Clementy J, et al : BIVentricular versus right ventricular antitachycardia pacing to terminate ventricular tachyarrhythmias in patients receiving cardiac resynchronization therapy : the ADVANCE CRT-D Trial. Am Hear J 159 (6) : 1116-1123, 2010.

フォローアップ時に知っておくべきこと

V

フォローアップ時に知っておくべきこと

フォローアップ時に知っておくべきこと

> **Point**
> - 植込み型除細動器(ICD)/心臓再同期療法(CRT)のフォローアップ時は，通常のペースメーカチェックに加え，ICDでは不整脈出現の有無や治療効果，CRTではペーシング率や心不全徴候の有無の観察が必要です。
> - ワイヤレステレメトリ機能を運用することで，迅速な外来フォローアップが可能になります。

外来時にチェックするべき基本項目

　植込み型除細動器(ICD)/心臓再同期療法(CRT)外来の受診頻度は退院1カ月後に急性期のチェック，その後は3〜4カ月ごととペースメーカよりは短い間隔で行うのが一般的です。遠隔モニタリングを使用することで外来受診頻度を少なくすることも可能です。電池交換時期が近い場合やペーシング閾値やリード抵抗の変化がある場合，不整脈や心不全の状態によっては受診間隔を適宜短くします。

　外来受診時のチェック項目は，刺激閾値や心内電位波高値，リード線の抵抗値，電池残量など，基本的にはペースメーカ外来と同様(姉妹書『ペースメーカプログラミングのキモ！』p44参照)ですが，**ICDチェック時には不整脈出現の有無や出現した場合の治療効果，CRTチェック時にはペーシング率や心不全徴候の有無などにも注意が必要です。**

　本項では，ICD/CRTチェック時に必要なペースメーカ外来とは異なる項目について解説します。また，ICD/CRT外来でチェックすべき項目を示します(表1)。

ICD：
implantable cardioverter defibrillator

CRT：
cardiac resynchronization therapy

表1 外来でチェックすべき主な項目

ペースメーカと共通
・モード ・レート(Lower Rate，upper tracking rate) ・閾値と現在の出力設定 ・心内電位波高値と現在の感度設定 ・リード抵抗 ・電池の状態(電池電圧・電池抵抗・マグネットレート)
ICDで特に重要なもの
・不整脈の発生の履歴，頻脈治療作動履歴
CRTで特に重要なもの
・ペーシング率 ・心不全予測マーカー

不整脈治療時の効果判定

　プログラマ画面で心房・心室不整脈のイベント発生数の集計をみることができます。全体数を確認後に，保存されている個別のイベント時心内心電図をチェックし，不適切な診断や作動が行われていないか確認します。**特にショックエピソードでは必ずショック治療で心室不整脈が停止していることを心内心電図で確認することが必要です。**ショック治療では停止せず，少し時間差で停止する場合もあり注意が必要です。

　ICDに保存されていた心内電位の記録の1例を示します（**図1**）。ここで記載されたVS, TSなどのマーカーはICDがどのように心内電位を識別したかを示すものですが，その表記法は各社で違いがあります（**表2**）。

両室ペーシング率

　前述したように，CRTではペーシングすることで治療効果が得られるので，基本的に100%両室もしくは左室ペーシングが望まれます。至適なCRT治療を行ううえでは，有効な両室ペーシング率または左室ペーシング率を高くする必要があり，最低でも90%以上のペーシングが必要です。ただし，両室ペーシング率または左室ペーシング率を表示するデバイスカウンタはペーシングが有効でなかった場合，すなわち左室を確実に捕捉した割合ではない可能性があります。**無効な左室ペーシングは，長すぎるAVインターバルにより自己と偽性融合収縮※になっている，左室ペーシング不全，左室興奮の遅延など，**複数の要因によって生じることがあります。Medtronic社に搭載されているEffectivCRT機能では，効果的な左室ペーシングが行われているのかを自動的に判別します。

※偽性融合収縮（姉妹書『ペースメーカプログラミングのキモ！』p80参照）：自己伝導による興奮がすでに発生している最中から興奮後半のタイミングでペーシング刺激されることを偽性融合収縮（pseudo-fusion beat）とよびます。偽性融合収縮ではペーシング出力は無効ペーシングとなり，心電図波形にもほぼ変化はありません。

Ⅴ　フォローアップ時に知っておくべきこと

Ⅴ フォローアップ時に知っておくべきこと

図1 治療記録の1例（Medtronic社）

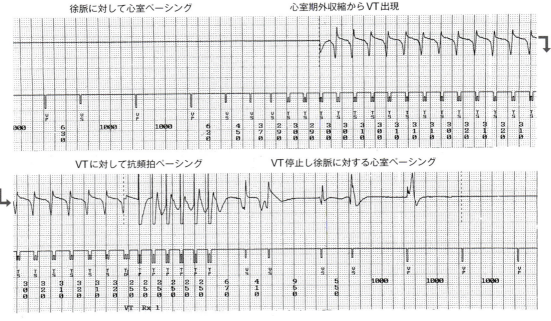

VT：心室頻拍。図中の略語は表2参照。

表2 各社の心内マーカーの意味

	Medtronic社	Boston Scientific社	Abbott社	BIOTRONIK社	MicroPort社
ペースメーカ関連					
心房ペーシング / センシング	AP / AS	AP / AS	AP / AS	AP / As	Ap / As
心室ペーシング / センシング	VP / VS	VP / VS	VP / VS	VP / Vs	Vp / Vs
心房不応期内センシング	AR / Ab	(AS)【AS】	AS / R（黒背景に白字）	Ars	Ar
心室不応期内センシング	VR	(VS)【VS】	VS / R（黒背景に白字）	Vrs	Vr
モードスイッチ	MS	ATR-FB	AMS	ModeSW	表示されない
ICD関連					
VTセンシング	TS / TF	VT1 / VT	T / T1 / T2	VT1 / VT2	Vs【VT maj】
VFセンシング	FS	VF	F	VF	Vs【VF maj】
VT / VF同定	VD / FD	なし	なし / R	Det.VT1 / Det.VT2 / Det.VF	なし
心室抗頻拍ペーシング	TP	VP	STM【ATP】	VP【Burst / B + PES / Ramp】	ATP / Vp
ショック放出	CV	…(数字)J Shk	(HV)	…(数字)J	…(数字)J
CRT関連					
両室ペーシング	BV	RVP / LVP	BP	RVp / LVp	bV

参考：Medtronic社 心房ATP機能で使用されるマーカー
TS：AT/AFセンシング，TD：AT/AFと診断，TP：心房頻拍ペーシング

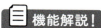

機能解説！

EffectivCRT

　Medtronic社のEffectivCRT診断機能は、ペーシングが"Effective"かを判別し、有効なCRTペーシング率を決定します。EffectivCRT診断機能は、左室電極（陰極）と右室コイル（陽極）との心内電位の形態を評価することで有効なCRTペーシング率を決定します。EffectivCRT診断のデータ収集は自動的に行われます。設定を行う必要はありません（図2）。

図2 EffectivCRT（Medtronic社）

- EffectivCRT動作確認テスト（左室ペーシングの捕捉確認など）を1日1回行い、合格基準を満たした場合、EffectivCRTを作動させます。
- 毎時25分（10時25分, 11時25分, 12時25分……）から100 beatsのなかでEffective判定を行います。
- 左室ペーシングカソードと右室コイル心内電位の形態を評価します（Effectiveペーシング心内電位の特徴は陰性成分で始まっていること）。
- Effectiveペーシング%を計算し、データ収集を行います。

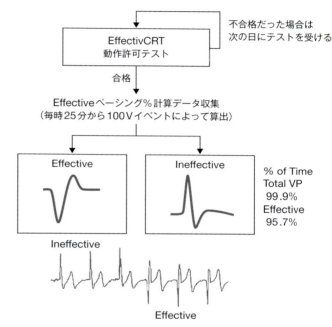

心不全徴候

　CRT外来では常に心不全の増悪がないかに注意する必要があります。臨床症状としての息切れや体重増加の有無に加えて、各社のデバイスには胸郭インピーダンスモニタリング機能（p135「心不全関連モニタリング」参照）が搭載されているものもあり、心不全の早期発見・早期予防のための指標として活用できます。

自動サマリー機能

　デバイスチェック開始時に、デバイス動作や患者の状態に関するサマリー情報を素早くみられることは有用です。これは診断データのより詳細をみる必要があるかどうか、また患者の治療を至適化するためにデバイスを再プログラムする必要があるかどうかを短時間で効率的に判断するのに役立ちます。
　各社プログラマの自動サマリーの名称（表3）および表示例（図3：Medtronic社、図4：MicroPort社）を示します。

V フォローアップ時に知っておくべきこと

表3 各社自動サマリーの名称のまとめ

	名称
Medtronic社	Quick Look Ⅱ
Boston Scientific社	Summary DIALOG
Abbott社	Fast Path
BIOTRONIK社	Follow up
MicroPort社	AIDA（Automatic Interpretation Diagnosis Assistance）

図3 自動サマリーの表示例（Medtronic社）

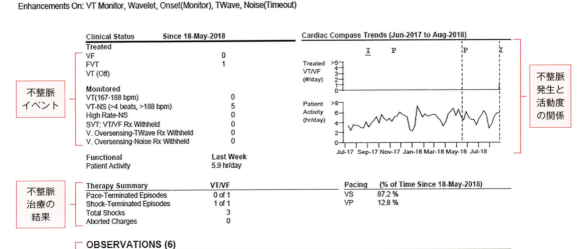

図4 自動サマリーの表示例（MicroPort社）

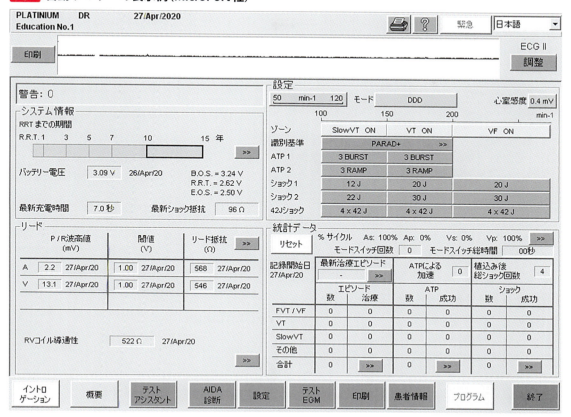

▶右下部で前回のチェックから今回までの治療履歴が確認できる
- 最新治療エピソード：前回フォローアップからのエピソード数
- ATPによる加速：ATPによりVFゾーンにアクセラレーションした数
- 植込み後総ショック回数：トータルの全ショック回数
- そのほか：初期検出でSVTと識別したエピソード

ワイヤレステレメトリ

　従来，テレメトリの際は近距離の電磁誘導による通信が用いられてきましたが，最近はペースメーカと同様に，ICD/CRTにおいても電波を用いて数メートル離れたデバイスとプログラマ間を無線で送受信および操作できる機能が実現しました。Medical Implant Communication Service（MICS）とよばれる植込み型医療機器に割りあてられた周波数（402〜405MHz）を用いて，携帯電話や無線LANの影響なく，メーカー・機種別にプログラマとデバイスの通信を無線で行うことができます。Boston Scientific社のワイヤレステレメトリの概略図を示します（図5，6）。

　植込み時にはワイヤレステレメトリによりワンドと患者との接触が必要なくなり，術中でも閾値，センシング，リード抵抗，心内波形などの測定が，より清潔な操作で可能になります。また，通信速度の向上と併せ，ワンドの位置に留意する必要がないので患者の姿勢も制限する必要がなく，外来での迅速なフォローアップが可能になります。現在はタブレット型プログラマも存在します。また最近では，省電力の

Ⅴ フォローアップ時に知っておくべきこと

図5 ZIPテレメトリ（Boston Scientific社）

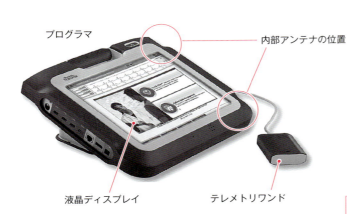
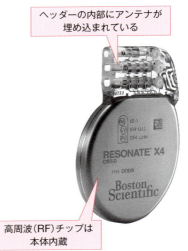

（Boston Scientific社提供）

図6 デバイス外来のイメージ図

a：従来のペースメーカ外来

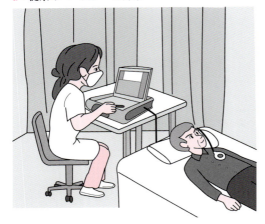

b：ワイヤレステレメトリ

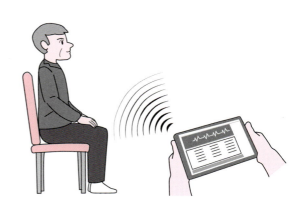

　Bluetoothで通信するプログラマもあり，従来の通信方式より電池消耗が少なくてすみます．ただし，プログラマとの無線通信状態を長時間にわたって継続していると，本体との間で情報の交換が常に行われ，デバイス本体の電池を大幅に消費するので注意が必要です．そのため，ある一定期間通信がないと自動で無線通信がOFFとなる機能が付いているものもあります．

　各社のワイヤレステレメトリの特徴を示します（**表4**）．

表4 各社ワイヤレステレメトリの比較

会社名	名称	特徴
Medtronic社	BlueSync (Bluetooth Low Energy)	・ペースメーカとして初めてBluetoothを搭載し、現在ではICD/両室ペーシング機能付き植込み型除細動器（CRT-D）でも対応可 ・10分間のプログラマ無操作で通信が遮断される
Boston Scientific社	ZIPテレメトリ	・高周波（RF）アンテナを用いて通信可能 ・最大3mの距離でプログラマとデバイスの持続的な無線通信が可能 ・2分間なにもしないと節電モードになり、60分で自動的に切断される
Abbott社	Bluetooth Low Energy InvisiLink	・Bluetoothでの通信が可能。Bluetoothは4時間で終了となる ・RF通信は3分間なにもしないと中断され、3時間で終了となる
BIOTRONIK社	ワンドレステレメトリ	・RFアンテナを用いて通信可能 ・最大3mの距離でプログラマとペースメーカとの持続的な無線通信が可能 ・ペースメーカ/両室ペースメーカ（CRT-P）3分間、ICD/CRT-D 5分間なにもしないと節電モードになり、ペースメーカ/CRT-P 30分、ICD/CRT-D 3時間で自動的に切断される ・5分間通信圏外にあると自動的に切断される ・5分以内であれば、意図せぬ原因で電源切断による接続中断後もワンドをあてずに再接続が可能
MicroPort社	Bluetooth Low Energy	・最大3mの距離でSmartTouchプログラマとの無線通信 ・Bluetoothを用いてデバイスとの通信が可能 ・3分間Bluetooth Low Energy（BLE）通信がないと待機モードになる ・2時間BLE通信がないとSmartTouchとの無線通信は解除される

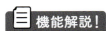

機能解説！

Bluetooth Low Energy（BLE）とは

Nokia社により開発された2.4GHz帯域を使用した省電力を特徴とした近接通信技術で、2009年にBluetooth4.0規格に統合されました。ヘッドホンなどで使用されている一般的なBluetoothとは異なる技術です。

こんなときどうする
再プログラミング

覚えよう！取説には書いていないマル秘情報！

VI

Ⅵ こんなときどうする 再プログラミング —覚えよう！取説には書いていないマル秘情報！—

ICD
緊急時設定のキモ：不整脈治療

> **Point**
> - 植込み型除細動器（ICD）のショックリダクションのプログラミングは、治療開始心拍数の設定を高めること、治療を開始するまでの待機時間を延長することが基本です。
> - T波のような低周波成分は低周波フィルタを作動させることでQRS波と識別しやすくなり、T波のオーバーセンシングを防げる可能性があります。
> - 心房細動の不適切作動への対応としては、心房感度を鋭くする、QRS波形識別機能を用いるほかにスタビリティ基準が有用です。
> - 高除細動閾値の場合はショック波形の極性を変更、ショック波形のチルトの変更、デュアルコイルシステムの場合には上大静脈（SVC）コイルをOFFとすることなどを検討します。
> - ショックリダクションにATP Before Chargingを組み込むと心室細動（VF）治療までに時間がかかり、VFの波形が小さくなり、アンダーセンシングにつながる可能性があるため注意が必要です。

植込み型除細動器（ICD）のショック作動を減らしたいとき

　血行動態が安定した心室頻拍（VT）に対してのショック治療は患者に苦痛を与え、生活の質（QOL）の低下をきたします。また、2008年のSCDHeFT試験のサブ解析では、ICDによるショックを経験した患者は適切作動、不適切作動を問わず死亡率が高いことが示されました。そこで、抗不整脈薬やカテーテルアブレーションなどによる不整脈治療に加えて、プログラミングによるショックを低減させる試み（ショックリダクション）が広く行われています。ショックリダクションには不適切・不必要作動を減らす方法（感知レートを高くする、作動までの待機時間を長くするなど）と、心室細動（VF）ゾーン内の頻拍に対して抗頻拍ペーシング（ATP）を試す方法などがあります。
　プログラミングによるショックリダクションのための主な検討項目について解説します。

不整脈検出心拍数の設定を高める （p14「ICDの不整脈検出機能」参照）

　不整脈検出心拍数を適切に高めることで、軽度の頻拍や一時的な心拍変動によるICDの作動を減らすことができます。ただし感知する心拍数を高めると、心拍数が比較的遅いVTに対する治療が行われなくなる可能性があるため注意が必要です。

ICD：
implantable cardioverter defibrillator ventricular tachycardia

VT：
ventricular tachycardia

VF：
ventricular fibrillation

ATP：
anti tachycardia pacing

待期時間の延長

　ICDが不整脈を検知してから治療を開始するまでの待機時間を延長することで，一時的な不整脈や一過性の頻拍に対するショック作動を防ぎます。これは特に頻脈性不整脈が一時的な場合や，自然に停止する可能性がある場合に有効です。ただし，頻拍が持続することにより血行動態が悪化して意識消失をきたしたり，頻拍が止まりにくくなる可能性があることに注意が必要です。

VTゾーンをVTと速いVT（FVT）とに厳密に分類する

　ICDではVTをVTとFVTとに分類することで，各々に異なる治療を設定することが可能です。例えばICDに記録された不整脈イベントを参考にして，心拍数が比較的低いVTが多ければこれをVTゾーンとし，FVT，VFと3ゾーンに分けます。VTゾーンではショック治療の代わりにATPをより優先することでショック作動を減らすことができます。

FVT: fast ventricular tachycardia

ATPの優先

　血行動態が安定し意識消失がないVTであれば，ATPを試みる回数を増やし，ショック作動の回数を減らすことが可能です。また，ATP During Charging/ATP Before Chargingの使用を検討します（p26「ICDの治療機能」参照）。ICDが危険な不整脈を感知すると電気ショックのための充電が開始されますが，この充電前または充電中にATPを試みることで不整脈が停止すればショック作動を回避できます（**図1**）。特にレートが速くてもRR間隔が比較的一定のVTはATPで止まる場合も多いので，試みる価値はあると思います。

不適切作動時

　ICDの不適切作動は，本来必要ない状況でICDがATPや電気ショックを行うことを指します。また，逆にICDが治療すべき不整脈に対して作動しない不適切抑制も存在します。

　不適切作動の原因（**表1**）とその対処法について解説します。

T波のオーバーセンシング

　ICDが心内電位のR波とT波を連続でセンシングすると，設定されたVT/VF検出レートを上回り，これを頻拍として検出し，不適切な治療が行われる場合があります。ICDはセンシングが自動感度調整（p40「ICDの治療設定のポイント」参照）であるため心内R波高にセンシング感度は依存し，R波高が減少するとセンシングが鋭くなりT波のオーバーセンシングが起きやすくなります。QT延長症候群などで再分極が遅延すると，センシング感度が鋭くなった時点でT波を感知する可能性が高くなり，オーバーセンシングの原因になります。また，Brugada症候群ではT波の増高が一過性に生じてオーバーセンシングの原因になることがあります[1]。

VI こんなときどうする 再プログラミング ―覚えよう！ 取説には書いていないマル秘情報！―

図1 ATP During Chargingの作動例

a：ATP During Chargingにより治療成功。頻拍を検知すると治療設定に基づいて通電エネルギーがチャージされますが、ATP During Chargingであればこの間にATPが作動します。これにより頻拍が停止すれば、チャージ終了後の再確認時に頻拍が停止していることを検知し、ショック治療は回避されます。

b：ATP During Chargingによりショック治療が遅延することはありません。一方、チャージ中のATPにて頻拍が停止しない場合は、頻拍の持続確認後予定どおりショック治療が行われるので、ショック治療に遅延をきたすことはありません。

c：頻拍を感知してもATP Before Chariging が設定されていると、エネルギーチャージ開始前にATPが作動します。ペーシング後の再確認時に頻拍持続が検知されるとエネルギーチャージが開始されます。ATPで頻拍が停止すれば電池の節約になりますが、停止しない場合はショック治療が遅れ不整脈が停止しにくくなる危険性があります。

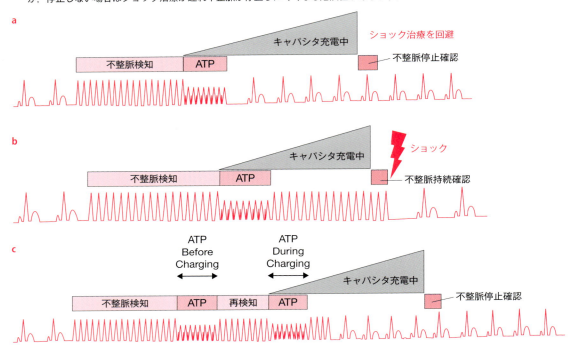

表1 ICD不適切作動の主な原因

① 非致死性不整脈
  - 上室頻拍（心房細動、心房粗動、発作性上室頻拍など）
  - 洞頻脈
  - 心室期外収縮の頻発
② 波形の誤認識
  - 心房波のファーフィールドセンシング
  - T波のオーバーセンシング
  - R波のダブルカウント
③ リード不全、ルーズピン
④ 電磁障害

対応としてはセンシングの最高感度を鈍くする方法がありますが、R波をアンダーセンシングして治療が遅れるリスクがあるため、安易にセンシングを鈍くする対応は慎むべきです。センシングの極性を変えることで心内R波高が十分大きく記録されるようになる場合もあります。R波感知後の感度漸減の開始感度や時定数などメー

カーによって独自のアルゴリズムが用いられているため，どうしてもT波のオーバーセンシングが回避できない場合は他社のICDへの交換も検討します．Abbott社のSenseAbility機能におけるアルゴリズム変更によるT波オーバーセンシング回避例を示します（図2）．

図2 Abbott社の自動感度調節によるT波オーバーセンシングへの対応例

Abbott社の自動感度調節の原理はp6「ICDにおけるペースメーカ機能設定の注意点」で解説したように，①最小感度，②センシング不応期，③上限閾値，④Decay Delayからなります．左図のように上限閾値62.5％，Decay Delay 60msecではT波のオーバーセンシングを認めますが，右図のように上限閾値75％，Decay Delay 95msecに変更後はT波のオーバーセンシングは認めません．

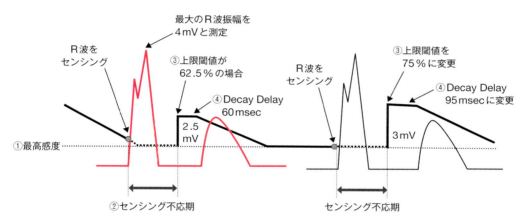

機能解説！

ハイパスフィルタ機能

　ペースメーカやICDにはハイパスフィルタ機能があり，これは特定のカットオフ周波数（バンドパスフィルタ）よりも低い周波数成分を減衰させ，それ以上の周波数成分を通過させます．T波のような低周波成分はハイパスフィルタを作動させることでQRS波と識別しやすくなる可能性があります（図3）．Abbott社には前述したようにSenseAbilityという機能があり，低周波減衰フィルタ（Hzの実数値非公開）のON/OFF切り替えが可能で，R波/T波振幅比を大きくすることでT波のオーバーセンシングを回避します．また，BIOTRONIK社にはEnhanced T-wave suppressionという機能があり，ハイパスフィルタを24～32Hz（ノミナルバンドパスフィルタ24～100Hz設定）に変更することが可能です．ただし，過度に低周波成分を除去するとQRS波が歪み，VT/VFの波形を適切に検出できなくなるリスクもあるため注意が必要です．

機能解説！

T Wave discrimination（Medtronic社）

　Medtronic社にはT Wave discriminationという機能があります．バンドパスフィルタの帯域幅は20～39Hzで固定ですが，フィルタを変更せずR波はT波に比べて信号が急峻である特徴を利用して，微分処理により低周波成分であるT波振幅を小さくすることでR波と差をつけ，区別しやすくします．

図3 低周波減衰フィルタ作動例（Abbott社）

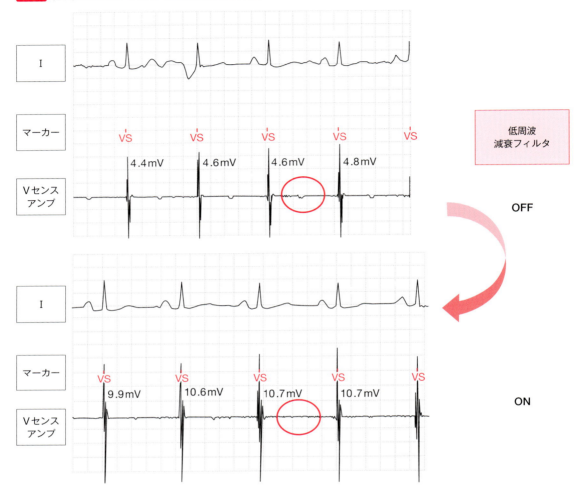

非致死性不整脈を誤認

　心拍数の増加は，必ずしも致命的な不整脈とは限りません．しかしICDが運動やストレスによる洞頻脈，心房細動などの頻脈性上室不整脈を誤ってVTやVFと感知すると作動します．これらへの対応としては，薬物治療による頻脈抑制やカテーテルアブレーションによる不整脈治療に加えて，p14「ICDの不整脈検出機能」で解説した識別機能の活用を検討します．

　洞頻脈に対する対応としては頻拍検出レートを上げる，頻拍検出から作動までの時間を長くする，オンセット基準（オンセット率〔％〕＝直近心拍の平均RR間隔／先行心拍の平均RR間隔×100）を厳しくする（オンセット率を下げる：先行する心拍数に比べ心拍数上昇がより急激な頻拍のみをVTと識別）などの対応を検討します．しかし，オンセット基準を厳しくしすぎるとVTを洞頻脈と識別するリスクも高まります．特に運動誘発性のVTの場合は，VTに先行する心拍数がすでに高い場合が多く注意が必要です．またQRS波形識別機能も有用ですが，洞頻拍に伴い脚ブロックが

出現する例には洞調律時と比べマッチ率が低下するため有用ではありません。

　心房細動は短いAA（ff）インターバルと不規則なRRインターバルが特徴ですが，心拍数がVF検出ゾーンにまで上昇すると不適切作動の原因になることがあります。また，心房のセンシング感度の設定が不適切であるとf波をアンダーセンシングして心室頻拍と認識してしまうことがあります。この対応としては心房感度を鋭くする，前述したQRS波形識別機能を用いるなどのほかのスタビリティ基準が有用です。スタビリティ基準は先行する心拍の平均RR間隔と直近心拍の平均RR間隔の差（msec）で設定されます。ただし，RR間隔のばらつきの大きいVTやAF中でもRR間隔が安定している場合は識別困難です。

　心房粗動や上室頻拍はRR間隔が一定でありスタビリティ基準での回避は困難ですが，QRS波形識別機能のほか，各社独自のアルゴリズムがある上室頻拍識別機能が有用です。上室頻拍識別機能はRR間隔とPP間隔の比較，RR間隔とPP間隔の安定性の比較，PR間隔の安定性の比較，P波とR波の位置関係により上室頻拍とVTとを識別します。非致死性不整脈の不適切作動予防のための対応を示します（表2）。

表2　非致死性不整脈による不適切作動への対応

	心房細動	心房粗動	上室頻拍	洞頻脈
投薬	有効	有効	有効	有効
アブレーション	有効	有効	有効	不適応
プログラム（VTとの識別） Sudden Onset Stability Morphorogy	無効 有効 有効	無効 無効 有効	無効 無効 有効	有効 無効 有効

リード線不良（p101「ICD緊急時設定のキモ：ジェネレータ・リード」参照）

　ICDのショックリードは複雑なマルチルーメン構造であり，損傷が生じるとVT/VFなどの致死性不整脈発生時に必要な治療が行われない危険性があります。また損傷の状況によっては，ノイズが混入し，不適切作動の原因になります（図4）。基本的にはリード線の交換が必要です。

外部からのノイズ

　そのほか，ICDが電気的な干渉を受けたり，ルーズピンによるノイズが混入し誤って不整脈として感知してしまうケースがあります。

　各社のICDは，高精度なノイズ検出アルゴリズムとリード抵抗のモニタリング（p101「ICD緊急時設定のキモ：ジェネレータ・リード」参照）を組み合わせることでノイズによる不適切作動を防いでいます。ノイズを感知した場合の各社の不適切作動予防機能を示します（表3）。

VI こんなときどうする 再プログラミング ―覚えよう！取説には書いていないマル秘情報！―

図4 リード線ノイズによりVFと誤認した例

図の途中から細かい基線の波が生じていますが，QRS波は継続して同じ間隔で出現しており，ノイズとわかります。

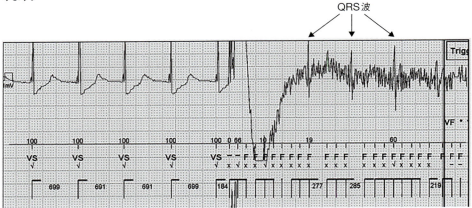

表3 ノイズに対する各社ICDの不適切作動予防機能

会社名	機能名称	特徴
Cobalt XT DR（Medtronic社）	RV Lead Noise Discrimination	・右室リードで検知されたノイズ信号を不整脈信号と区別 ・ノイズと診断された場合は治療を中断
RESONATE DR EL（Boston Scientific社）	Dynamic Noise Algorithm	・ノイズ信号をリアルタイムで解析し，不整脈信号と区別 ・ノイズと診断された場合は治療を中断 ・多極感知技術を利用して，感知信号の正確性を向上
Gallant DR（Abbott社）	SecureSense	・右室リードのノイズ信号をリアルタイムで検出 ・ノイズと診断された場合は治療を中断 ・ノイズが消失した場合は自動で治療動作を再開
Acticor 7 DR-T（BIOTRONIK社）	Lead Noise Reversion	・ノイズと不整脈信号を区別する独自のアルゴリズム ・ノイズと診断された場合は治療を中断
Ulys DR（MicroPort社）	Auto Sensitivity on Noise	・高周波ノイズや外部干渉をリアルタイム識別 ・ノイズと診断された場合は自動で感度を鈍く調整

エレクトリカルストーム（electrical storm）の場合

　エレクトリカルストームはVTやVFなどの致死性不整脈が短時間に繰り返し発生することにより，ICDが頻回作動するきわめて重篤な状態で，24時間以内に3回以上のVT/VFエピソードが出現することと定義されます。エレクトリカルストームは緊急の処置を要する重篤な状態であるばかりでなく，連続ショック通電による心機能低下，新たな不整脈の惹起，QOLの著しい低下の原因となり，生命予後にもかかわる重要事象です。

　エレクトリカルストームの誘因は，心筋虚血，慢性心不全の急性代償不全，代謝および電解質異常，薬物の副作用，交感神経緊張などです。エレクトリカルストームの急性期管理には，鎮静薬投与，抗不整脈薬や高周波カテーテルアブレーションによる

治療および誘因の同定と修正が必要です．重度の難治性の場合，挿管，人工呼吸器，および循環サポートが必要になる場合があります．

　ICDプログラミングによる対応としては，ショック治療が適切か不適切かを判定し，それぞれ前述したようなショック作動を減らす対応を検討します（p90参照）．投薬することで不整脈の状態が変化し，ATPで停止するようになる場合もあります．両室ペーシング機能付き植込み型除細動器（CRT-D）が植込まれている場合には，最適化された心不全治療への再プログラミングも有用です．また，心房または心室のペーシングレートを上げることで心室不整脈が抑制される場合や，逆にICDであれば心室ペーシングがなるべく入らないように設定することで心室不整脈が減少する場合もあるため，不整脈コントロール困難時に試みてもよいと思います．

CRT-D：
cardiac resynchronization therapy defibrillator

除細動閾値が高い（high DFT）場合

　高除細動閾値（high DFT）とは除細動閾値が25J以上，または植込まれたデバイスの最大出力かつのセーフティマージン（除細動閾値との差）が10 J未満と定義されますが，ICD植込み患者全体の10%に認めるとされています．除細動閾値の変動は予測困難なことが多く，心機能の低下や投薬内容の変更，または時間経過に伴い上昇する場合があります．

　高除細動閾値の対策は，非プログラミングによるものとして電解質異常（高カリウム血症，低カルシウム血症，低マグネシウム血症）の是正や，除細動閾値を上げる薬剤（抗不整脈薬のIa群薬など）の見直し，アシドーシスの是正，心筋虚血の解除などを検討します．プログラミングによる対応としては，最大出力に設定するのはもちろんのこと，ショック波形の極性を変更（カンからリードへまたはリードからカンへ），ショック波形のチルトを変更，上大静脈（SVC）コイルをOFFとしシングルコイル仕様にすることなどが挙げられます．また侵襲的な手技を伴う対応としては，高出力デバイスへの機種変更，本体植込み位置の変更（右植込みから左植込みへ），ICDリード位置の変更，SVCコイルの追加などが挙げられます．

DFT：
defibrillation threshold

SVC：
superior vena cava

> 📖 **機能解説！**
>
> ### DeFT Response（Abbott社）
> 　p36「ICD：そのほかの治療関連」で解説したように，Abbott社製ICDにはDeFT Response機能があります．高ショックインピーダンス症例において，パルス幅が極端に延長していることでVFが停止しているのに電気を流し続けて再び誘発してしまう結果，高除細動閾値となっている症例もあります．また，インピーダンスが低い場合にはパルス幅が短くなり，VFを停止するのに十分な電気をかけられない例もあります．このような場合には，DeFT Response機能を用いて適切な固定パルス幅を設定することで除細動閾値の低下につながる可能性があります．

Ⅵ こんなときどうする 再プログラミング ―覚えよう！ 取説には書いていないマル秘情報！―

VFのアンダーセンシングを認めた場合

　ICDがVFをアンダーセンシングすると，適切な治療が行われず致死的な結果になる可能性があります。アンダーセンシングはデバイス自体が信号を検出していない状態であり，デバイス内の記録からは発見が難しい場合もあります。ICDの作動があった場合は記録されたイベント（心内心電図記録）を確認し，VF波形の有無やデバイスがどのようにそれを解釈したかを解析し，VFのアンダーセンシングの原因を考え対応します。

　アンダーセンシングの原因は多岐にわたりますが，主な原因をまとめます（**表4**）。対処法としては，リード線に機械的な問題がある場合はリード線を交換する必要がありますが，原疾患の治療でVF波形が改善する場合もあります。プログラミングによる対応としては，感度の調節や検知機能の適正化があります（**表5**）。最近では不適切ショックを回避するために，より高い心拍数治療ゾーンとより長い検出時間がプログラミングされる場合が多いですが，VF治療にビフォアーチャージでATPを組み込む

表4　VFアンダーセンシングの主な原因

①リード関連の問題
・リード位置のズレ：リードが適切に配置されていない場合，感知しにくくなる ・リード断線や接触不良：信号の伝達が阻害され，アンダーセンシングを引き起こす ・電極の劣化：時間経過により電極が劣化し，感度が低下することがある
②プログラミングの問題
・感度設定：感度が低すぎると，微弱な心電信号が検出されずVFを検出できない ・ノイズ除去フィルタの過剰適用：VF信号がデバイスによってノイズと誤認される
③信号干渉
・ノイズ干渉：電気的なノイズや筋電図干渉により，正しい感知が妨げられる
④病態的要因
・VF波形の振幅が小さい：心筋の線維化や組織の変性により生じる

表5　プログラミングによるVFアンダーセンシングへの対応

①検知設定の最適化
・感度の調整：感度が低すぎるとVFの小さな電位信号を検知できないため，必要に応じて感度を高める（ただし，過剰に高くするとノイズやT波オーバーセンシングのリスクあり） ・フィルタ設定：心室信号をノイズとして除去しすぎないように，高周波・低周波フィルタを適切に調整する
②不整脈検知アルゴリズム
・Detection Window：VF検出に必要な連続波形数を短く設定することで，より早くVFを感知できる ・デュアルゾーンプログラム：VFとVTを別々に検出する設定で，VFの感知を強化する

と，ATPを入れてからチャージ開始する前に再検出するためVF治療までに時間がかかります。その結果，VFの波形が小さくなり，アンダーセンシングする可能性があるため注意が必要です。

> **機能解説！**
>
> ### VF Therapy Assurance（VFTA）（Abbott社）
>
> VFTAは血行動態が不安定である可能性が高い不整脈に対して治療までの時間を短縮するためにデザインされたAbbott社独自のアルゴリズムです．VFTAは，VF波形が小さくアンダーセンスすることを防ぐため，ディスクリミネーションチャネル（FarField channel）で波高の低いシグナルを探し，VFTA基準を満たした際には新しい検出パラメータが適用されます．すなわち，コイル-カンでFar Field電位もみる（コイル-チップと2つのベクトルで評価）ことでVFアンダーセンシングが疑われるときに積極的に治療します（図5, 6）．

図5　VF Therapy Assurance（VFTA）（Abbott社）のトリガー基準

Farfield（ディスクリミネーションチャネル）でのセンシング不良の有無の判断は下記2つの独立カウンタを用いて行い，**いずれか1つ**が満たされたときにVFTAがトリガーされます．ディスクリミネーションチャネルの感度は0.3mVで変更不可であるため，この大きさを下回るシグナルはディスクリミネーションチャネルではセンスされず，VS²マーカーは表示されません．

a：“低振幅カウンタ”は一貫して小さいシグナル（センシングはあるが変動している）を検索します

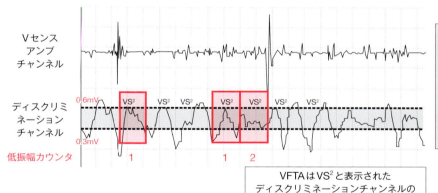

b：“ポーズカウンタ”はシグナルドロップアウト（センシングがない状態）を検索します

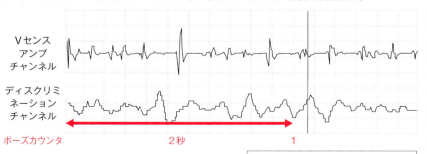

Ⅵ こんなときどうする 再プログラミング ―覚えよう！取説には書いていないマル秘情報！―

図6 VF Therapy Assurance（VFTA）のパラメータ変更のアルゴリズム

VFTAがトリガーされた場合は下記のようにパラメータが変更され，より積極的にVFが治療されるようになります．

① 検出ゾーン：VF1ゾーン

② 新しい「VF」検出レートは最も低い設定頻拍治療ゾーン＋100 msec（最大400 msec）に低下
最も低い設定アクティブ治療ゾーンが150 bpm（400 msec）より遅い場合，
デバイスは150 bpm未満の最低設定ゾーンに下がる

③ NID（検出までのインターバル数）は6に低下

④ エピソード終了（以前は洞調律復帰）が7インターバルに増加

⑤ 永久設定VFゾーン治療を適用

ICD
緊急時設定のキモ：
ジェネレータ・リード

> **Point**
> - リード断線では，リード抵抗の上昇やノイズの混入を認める場合が多いです。
> - リード抵抗が極端に低下したときは，リードのリークを疑います。
> - ポケット刺激を認めた場合は，リード被膜の損傷を疑います。

リード抵抗の急な上昇・低下を認めた場合

　リード抵抗（リードインピーダンス）はデバイスとリードや心筋を含めた回路全体での電流の流れにくさを反映しており，本体内回路，リード線，接続部（コネクタ），電極と心筋接触部のどの部分に変化が起きてもインピーダンスに影響します。リードと本体との接続部の不良はルーズピンとよばれ，対応としては再手術になります。一方，リード抵抗の急激な変化の原因で最も多いのはリード不全であり，リード不全は大きく「断線」と「リーク（被膜損傷）」の2種類に分けられます（図1）。リード抵抗は通常500～1,000Ω程度であり，リード抵抗が2,000Ωを超えるような極端に高い値を示した場合はリード断線の可能性があり，逆にリード抵抗が200Ω以下のような極端に低い値を示した場合はリードのリークの可能性が高いです。

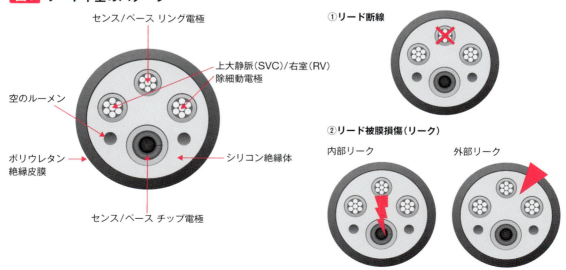

図1　リード不全のパターン

VI こんなときどうする 再プログラミング ―覚えよう！ 取説には書いていないマル秘情報！―

リード断線

　リード断線とはリード内で導線が切れることをいいますが，完全に導線が切れて途絶する前に徐々に導線が損傷し断線状態になっていくことが多く，この過程は不全断線とよばれます。リード断線状態ではリード抵抗が上昇しますが，リード不全状態ではリード抵抗が変化しない場合もあります。その場合でも心内電位にノイズ混入などの徴候を認める場合が多いです。

リードリーク

　リードリークとはリード内の絶縁体が損傷し，本来なら電気的に接触しない部分へ電流や信号が逸脱してしまう状態です。リークが発生すると，デバイス本体から出力されたペーシング出力やショック通電は心筋ではなく途中の抵抗値の低い部分（損傷部分）に流れてしまい，不整脈治療に重大な影響を与えます。リードリーク状態ではリード抵抗が低下しますが，リード断線と同様にノイズが記録される場合もあります。

　リードにノイズが混入した際，それによる不適切作動やショック治療の不成功を防ぐために各社さまざまな機能を有しています（p25「ノイズ識別機能」参照）。例えばMedtronic社にはRV Lead Integrity Alert機能があります（図2）。これは，右室（RV）

図2　Lead Integrity Alert（Medtronic社）

過去60日間で次の条件のうち2つ以上が満たされると，リード断線の可能性があると判断します。
a: RVバイポーラおよびRV Tip to Coilいずれかの極性に関するRVペーシングリードインピーダンス測定値がベースラインインピーダンスの50％未満または175％超。ベースライン測定値は，毎日の測定値過去13日分の中央値。ベースラインはそれぞれのRVペーシングベクトルについて別々に算出されます。
b: SICが3日以内に30以上増加（SICの合計は前回の患者セッション以降に発生した短い心室インターバルの回数です。したがって，連続3日以内に30に達しなければ，合計が30を超えていてもアラート基準は満たされていないことになります）。
c: 4拍の平均R-Rインターバルが220 msec未満の速い非持続性心室性不整脈エピソードをデバイスが2回センシングします。
※RVリードインテグリティアラートが作動した後に，デバイスマネージャによるノンワイヤレステレメトリを用いてインテロゲーションを行うと，頻拍性不整脈検出が自動的に中断します。リードの不具合が疑われる場合は，検出を中断することによって，テレメトリセッション中に不適切な治療が行われないようにします。

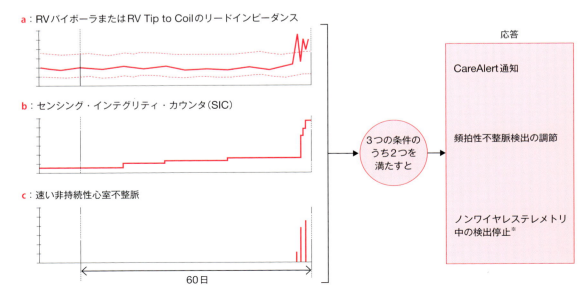

バイポーラおよびRV Tip to Coilのリードインピーダンスや，速い非持続性心室頻拍エピソードの発生頻度，センシング・インテグリティ・カウンタ（SIC）でカウントされる短い心室インターバルの発生頻度をモニタリングして，右室リードの断線の可能性がある場合に事前に警告するよう設計されています．右室リード断線の可能性がデータに基づいて判断されると，RV Lead Integrity Alert機能はMedtronic CareAlert通知やアラート音で，患者に警告します．また同時に，自動的に頻拍性不整脈検出設定および診断設定を調節し，不適切なショックが送出されないようにします．

各社のリード線の異常を早期に発見するための機能を示します（**表1**）．

表1 ICDリード異常早期発見のための各社の機能

会社名	機能名称	解説
Medtronic社	RV Lead Integrity Alert	リード抵抗の急激な変化や異常信号（高周波ノイズなど）を検出し，異常時にはアラート音やリモートモニタリング（CareLink）を通じて通知する
Boston Scientific社	リードチェックプラス	リード抵抗の急激な変化や長期的な異常を記録する．異常時にはアラート音やリモートモニタリング（Latitude）を通じて通知する
Abbott社	特に名称なし	急激なインピーダンス変化を監視する．異常時にはアラート音やリモートモニタリング（Merlin. Net）を通じて通知する
BIOTRONIK社	特に名称なし	ノイズと不整脈信号を区別する独自のアルゴリズム．異常時にはアラート音やリモートモニタリング（Home Monitoring）を通じて通知する
MicroPort社	リードアラート	リード抵抗の変化を監視し，異常時にはアラート音やリモートモニタリング（SmartView）を通じて通知する

機能解説！

DynamicTx（Abbott社）

Abbott社にはDynamicTxという機能があり，ショック治療実施時にリードのリーク（電気的ショート）によって発生する過電流を検出すると，高電圧治療が確実に行われるよう自動的に極性を変更しながら治療を継続する機能です（**図3**）．過電流とは，ショック治療放通電時に同時に電流値を測定し，その電流値が異常に高い値（60A以上）に達する場合のことを指します．

機能解説！

Sporadic high impedance

本体とリードの会社が異なると，一過性にリードインピーダンスが上昇する現象が起きることがあり，sporadic high impedanceといいます．本体のコネクタ部分とリード接続部とのサイズが微妙に異なり，その間に酸化マグネシウムができるためと考えられています[1]．

図3 DynamicTx（Abbott社）

除細動ショック治療放電時に短絡（ショート）が検出された際に，ショックベクトルを自動で変更し続け（最大6回），除細動治療を継続させる安全機能です。

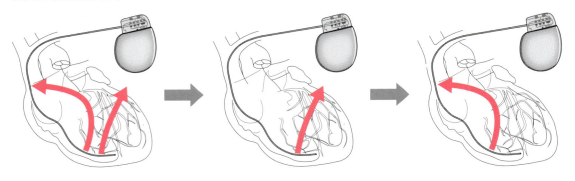

ポケット刺激

　植込み型除細動器（ICD）のポケット刺激とは，デバイス本体やリードから電流がデバイスポケット周囲の組織に漏れ，筋攣縮を起こすことで患者が不快感や痛みを感じる現象を指します。ペースメーカと同様に，刺激が単極刺激では電極と不関電極との間に大胸筋が入るので筋攣縮が起こりやすいです。リードのトラブルによる原因としては，リードの絶縁皮膜の損傷が最も多いです。

ICD：
implantable cardioverter defibrillator

文献

1) Pignalberi C, Mariani MV, Castro A, et al : Sporadic high pacing and shock impedance on remote monitoring in hybrid implantable cardioverter-defibrillator systems : Clinical impact and management. Heart Rhythm 18（8）：1292-1300, 2021.

ICD
アラート音が聞こえたら

> **Point**
> - デバイスの異常が生じると，本体からアラート音が鳴り，異常を患者や医療従事者に知らせる機能があります。
> - アラート音はリモートモニタリングシステムと連動しており，患者が気付かなくても医療従事者が問題を把握できます。

植込み型除細動器（ICD）の各メーカーはデバイスの異常を患者や医療従事者に知らせるためにアラート音を設定しています。これらのアラートは，バッテリ寿命（電圧の低下），リード抵抗の異常，チャージタイムの延長，リセット，除細動治療など重要なイベントが生じたことを示します。各社のアラート音の特徴を示します（表1）。後述する遠隔モニタリング機能（p145「遠隔モニタリング」参照）を利用している場合は異常が自動通知されるため，患者がアラート音に気付かなくても医療従事者が問題を把握できる場合が多いです。

アラート音が鳴ったときは，まず発生時刻や音のパターンを記録するようにします。

ICD：implantable cardioverter defibrillator

表1 ICD各社アラート音の比較

会社名	アラート音	アラートの意味
Cobalt XT DR（Medtronic社）	・「チャイム」または「メロディ」音に近い（単調なビープ音ではない） ・音量調節は不可	条件が満たされるとアラート音が鳴り，アラートの種類によって鳴るタイミングが異なる*。アラート音はマグネットがデバイスに置かれたときにも鳴る
RESONATE DR EL（Boston Scientific社）	・高音で連続するビープ音 ・他社に比べてやや大きい音量設定	条件が満たされるとアラート音が鳴り，その後アラート音は6時間ごとに16回鳴る
Gallant DR（Abbott社）	・高音のビープ音（6秒） ・中程度の音量	条件が満たされるとアラート音が鳴り，その後アラートは10時間おきに4回鳴る（ノミナル） ビープ音の時間，通知回数，通知間隔は設定変更可能
Acticor 7 DR-T（BIOTRONIK社）	・短いビープ音 ・音量はやや小さめ ・音量や持続時間の調節が可能	条件が満たされるとアラート音が鳴り，その後アラート音は1日1回特定の時刻に鳴る（初期設定は午前2時）
Ulys DR（MicroPort社）	・アラート音はなし	—

*：アラートの種類によって鳴るタイミングが異なる。
- 毎日設定時刻ごとに鳴る：頻回なVT/VFエピソード，電池電圧の低下，右房リード抵抗の異常値など
- 6時間ごとに鳴る：VF検知がOFFになっているなど
- すぐに鳴り，その後4時間ごと（00：00，04：00，08：00…）に鳴る：右室リード抵抗の異常値やノイズなど
- すぐに鳴り，その後20時間/9時間ごとに鳴る：電気的リセットなど

Ⅵ こんなときどうする 再プログラミング ―覚えよう！取説には書いていないマル秘情報！―

CRT
緊急時設定のキモ：
ノンレスポンダーの場合

> **Point**
> - 心臓再同期療法（CRT）でペーシング率を低下させる要因として，心房細動や心房頻拍などの上室頻拍，頻回の心室期外収縮，自己房室伝導の短縮による心室センシングなどがあります。
> - 心房細動中にCRTペーシングを保持する機能としては，心房細動に対して心房ペーシングで停止を試みる，心室周期の変動を減少させるなどがあります。
> - 心室期外収縮が出現すると心房センシングイベントは，心室イベント後心房不応期（PVARP）内に入り，心房トラッキング不全が起きる場合があります。

心臓再同期療法（CRT）緊急時設定のキモ：ノンレスポンダーの場合

　心不全に対してCRTを導入した後，約30％は心不全の改善が認められないノンレスポンダーだといわれています。ノンレスポンダーの原因としては，適切な設定（AVディレイ，VVディレイ）が行われていないこと，心房細動（AF）や期外収縮などの不整脈，貧血，低い心室ペーシング率，左室リードの位置，適切な薬物治療が行われていないことなどが挙げられます[1]（図1）。

CRT: cardiac resynchronization therapy

AF: atrial fibrillation

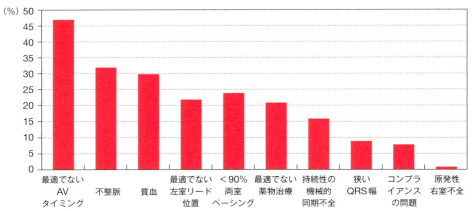

図1 ノンレスポンダーの原因

CRTでは100％の心室ペーシングを達成することが目標であり，ペーシングの欠落があるとCRTの効果が低下します。ペーシング率を低下させる要因として，AFや心房頻拍（AT）などの上室頻拍，頻回の心室期外収縮（PVC）などのほかに，自己房室伝導の短縮による心室センシング（不適切なAV設定），upper tracking rate以上となるような洞調律（低い上限レート），長い心室イベント後心房不応期（PVARP）による心房センシングの欠落，T波のオーバーセンシングなどが挙げられます（**表1**）。ペーシング率低下の原因により対応が異なるため，まずなにが原因かを判断することが重要です。本項では，主なペーシング率低下の原因とその対応について解説します。

AT：atrial tachycardia

PVC：premature ventricular contraction

PVARP：post-ventricular atrial refractory period

表1　CRTにおける心室ペーシング阻害要因

- AF中の速い心室への伝導によるペーシング抑制
- PVCによるP波の不応期内センシング
- 自己房室伝導の短縮による自己心室センシング
- Upper tracking rate以上となるような洞調律
- T波のオーバーセンシング

発作性AFが多い場合

　CRTの効果を検証した多くの大規模臨床試験は，洞調律の患者が対象でした。心不全は30％程度にAFを合併しますが，AF症例へのCRTの効果についてはいまだ統一した見解はありません。その理由として，房室間の同期性を回復させられないこと，房室伝導が亢進して頻拍になると両室ペーシング率が低下することが挙げられます。頻脈性AFによって両室ペーシング率を十分に確保できない場合は房室伝導を抑制することが重要であり，薬物治療，房室結節アブレーション，AFに対するカテーテルアブレーションなどが検討されます。HRS/EHRA/APHRS/SOLAECEのエキスパートコンセンサス[2]では，AFのレートコントロール後の両室ペーシング率は98％以上が推奨されています。

　プログラミングによる対応として，AFに対して心房ペーシングで停止を試みる，AF発生時に心室周期（V-V）の変動を減少させCRTペーシングを保持させるなどがあります。前者のAFに対する心房ペーシング治療にはReactive ATP（Medtronic社），Atrial ATP機能（BIOTRONIK社）（p74「CRT-P/CRT-Dによる不整脈治療」参照）があります。また，後者の心房不整脈発生時にV-Vの変動を減少させる機能として，伝導AFレスポンス（Medtronic社），Ventricular Rate Regulation（VRR）（Boston Scientific社），Rate stabilization during mode switching（BIOTRONIK社）などがあります（姉妹書『ペースメーカプログラミングのキモ！』p121参照）。各社で多少のアルゴリズムの違いはありますが，基本的には伝導性の頻拍性心房不整脈に対する患者の自己心室レスポンスに合わせてペーシングレートを上昇させる機能です。各社のAFに対するCRTペーシング保持機能を示します（**表2**）。

　そのほか上室期外収縮が多い場合はAFへの移行を減らすために，上室期外収縮後の心房ペーシングインターバルを短縮させる機能やオーバードライブによる心房期外収縮抑制機能，心房期外収縮後の心房受攻期のペーシングを防ぐ機能などを併せて検討してもよいと思います（姉妹書『ペースメーカプログラミングのキモ！』p110参照）。

VI こんなときどうする 再プログラミング ―覚えよう！ 取説には書いていないマル秘情報！―

表2 各社のAFに対するCRTペーシング保持機能のまとめ

会社名	AFを心房ペーシングで停止	心室周期の変動を減らす	そのほか
Cobalt XT HF CRT-D MRI（Medtronic社）	Reactive ATP	伝導AFレスポンス	EffectivCRT During AF
RESONATE X4 CRT-D（Boston Scientific社）	なし	VRR	―
Gallant HF（Abbott社）	なし	なし	―
Rivacor 7 CRT-D（BIOTRONIK社）	Atrial ATP	Rate stabilization during mode switching	―
Gali 4LV SonR CRT-D（MicroPort社）	なし	なし	―

VRR：Ventricular Rate Regulation

機能解説！

伝導AFレスポンス（Medtronic社）

　AV伝導障害のない患者にAT/AFが発生した場合，速い心房リズムが不規則に心室に伝導する可能性があります。AT/AFエピソード中のCRTの実施を促すため，伝導性のよい頻拍性心房不整脈に対する患者の自己心室レスポンスに合わせてペーシングレートを上昇させる機能です。これは通常，頻拍性心房不整脈の発生に対してモードスイッチにより非トラッキングモード（DDIRまたはVVIR）に切り替わった際に作動します。伝導AFレスポンス機能では，心室センシングイベントの発生時にはペーシングレートを速い値に調整し，心室ペーシングパルスの発生時にはペーシングレートを遅い値に調整します（**図2**）。プログラムされたレスポンスレベル値に応じて，センシングイベントに対しては最大で3bpmを加え，ペーシングパルスに対しては1bpmを引きます。その結果，AT/AFエピソードに対する患者の心室レスポンスとよく一致する平均レートでの心室ペーシング率が高い値となります。AT/AFに対する患者のレスポンスと動的に一致させることにより，1日の平均心拍数をほとんど上昇させることなく，心室ペーシング率を向上させることができます。

図2 伝導AFレスポンス（Conducted AF Response）

伝導AFレスポンスはVVIR，DDIRなどの非トラッキングモードのときのみ作動します。
DDD設定ではモードスイッチ中のみ作動します。この設定はON/OFF可能です。

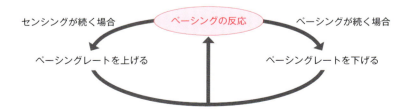

機能解説！

EffectivCRT During AF（Medtronic社）

Medtronic社のCRTにはEffectivCRT診断機能がありますが（p80「フォローアップ時に知っておくべきこと」参照），これに関連した機能でEffectivCRT During AF機能（図3, 4）があります。これは伝導AFレスポンスアルゴリズムと同様，伝導AT/AFエピソード中にCRTの実施を促すように設計されています。ただし，伝導AFレスポンス機能はペーシングイベントとセンシングイベントのシーケンスに基づいてペーシングレートを上昇・下降させますが，AF中のEffectivCRTアルゴリズムは有効なCRTペーシング率に基づいてペーシングレートを調整します。

EffectivCRTデイリーデバイスチェック中に至適条件下でデバイスが有効なCRTペーシングを特定できない場合，AF中のEffectivCRT動作から伝導AFレスポンス動作に切り替わります。デイリーデバイスチェックに合格しなければ，AF中のEffectivCRT動作を再開することができません。

図3 EffectivCRT During AFのアルゴリズム

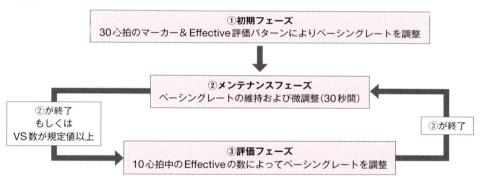

VS：心室センシング

図4 EffectivCRT during AF

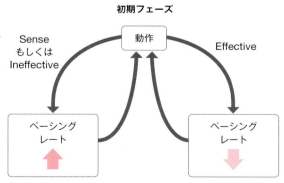

AF中のEffectivCRT動作は3つのフェーズで構成されています。

①初期フェーズ
　AF中のEffectivCRT動作の最初の30拍は，1拍ごとの評価を基にペーシングレートを調整します。センシングまたは無効なCRTペーシングごとにレートを上げ，有効なCRTペーシングごとにレートを下げます。最初の30拍フェーズの後，30秒のメンテナンスフェーズと10拍の評価フェーズを繰り返します。

②メンテナンスフェーズ作動
　10拍の評価フェーズ後に，現在のペーシングレートおよびそのフェーズ中に実施された有効なCRTペーシングの回数に基づいてペーシングレートを調整します。

③評価フェーズ
　30秒のメンテナンスフェーズ中は，現行のペーシングレートを維持します。多数の心室センシングを伴う一連の心室イベントが発生した場合，速やかに10拍の評価フェーズに再度入ります。それ以外に本製品が10拍の評価フェーズに再度入るのは，30秒のメンテナンスフェーズ後です。

VI こんなときどうする 再プログラミング ―覚えよう！ 取説には書いていないマル秘情報！―

心房のトラッキング不全

　PVCが出現すると，心房センシングイベントはPVARP内に入る場合があります。この場合，心房イベントを不応期内イベントとして分類するため，心房トラッキング不全が生じます。このトラッキング不全により，CRTペーシングが実施されなくなる可能性があります。心房トラッキングとCRT治療を復帰させるには，心房イベントがPVARP外となる必要があります。Medtronic社の心房トラッキングリカバリ機能では，一定の条件を満たした場合はPVARPを一時的に短縮することで，センシングされた心房イベントは心室へのトラッキングが可能となり，AV同期性を維持し，CRTペーシングが再開できるようになります（図5）。ただし心房トラッキングリカバリの作動は，プログラムされた上限トラッキングレートを洞レートが下回った場合にのみ行われます。プログラムされた心房センシング-心室ペーシングディレイ値での適切なAVトラッキングが回復し，両室CRTペーシングが再開されるまで短縮されたPVARP値が続きます。

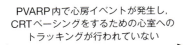
図5 Atrial Tracking Recovery（ATR）：PVCにより心房不応期内センシング（AR）になったパターン

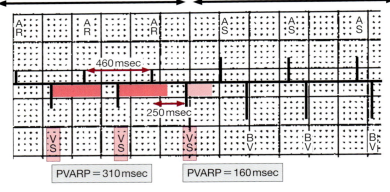

機能解説！

トラッキングの優先（Tracking Preference）（Boston Scientific社）

　洞レートが最大トラッキングレート以上になると，当然心房トラッキング，心室ペーシングはされませんが，洞レートが下降して最大トラッキングレート以下になってもすぐには心房トラッキング，心室ペーシングはされません。これは洞レートがPVARPを外れるまで低下しないと心房トラッキング，心室ペーシングが再開されないためです（図6, 7）。
　これを防ぐためにBoston Scientific社にはTracking Preference機能があります。Tracking PreferenceではPVARP内の心房センシングイベントに続いて，右室イベントが2周期連続で感知されると，正常な心房に同期した心室ペーシングが確立されるまでPVARPを短縮します。Tracking PreferenceをONにプログラムすることで，最大トラッキングレート（MRT）以下のレートでPVARPと自己房室心内伝導時間の合計がMRT間隔より長く，CRTが抑制される可能性があるレートに対しても連続してCRTを保持できます。

図6 心房レートとトラッキングの関係

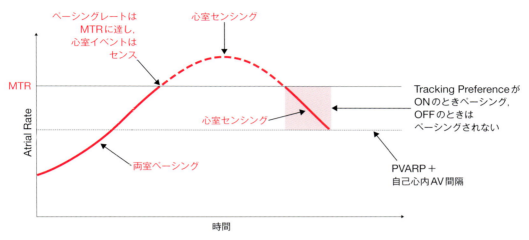

MTR：Max Tracking Rate

図7 心房レート減少時の心房トラッキング不全例

最大トラッキングレートが130/minにもかかわらず，洞レートが105/minになるまでCRTペーシングが失われています。

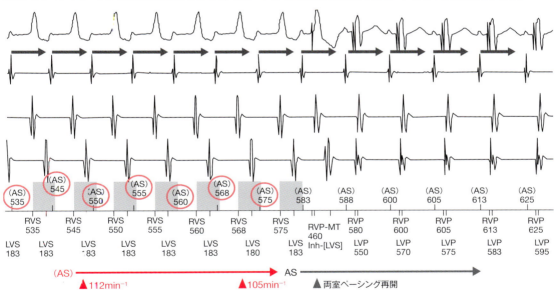

VI　こんなときどうする　再プログラミング ―覚えよう！ 取説には書いていないマル秘情報！―

心室センシングイベントが増加したとき

　両室ペーシングは，PVCおよびAFに関連した速い心室レートや伝導の亢進などによる心室センシングイベントによって中断される場合があります。

　Medtronic社の心室センスレスポンス機能（Ventricular Sense Response：VSR）は，心室センシングがみられる場合にもCRTペーシングを継続できるようにするためのものです。この機能は，非心房トラッキングモード（DDIR，DDI，VVIR，VVI）と心房トラッキングペーシングモード（DDDR，DDD）の両方で使用可能です。非トラッキングモードでは，右室センシングイベントによってただちに心室ペーシングパルスが発生します。トラッキングモードでは，AVインターバル中の右室センシングイベントによってただちに心室ペーシングパルスが発生します。心室センスレスポンスのペーシングパルスはプログラムされたCRTパラメータに基づいて実施されます。先行する心室イベントから測定した心室インターバルがプログラムされた最大レートインターバルよりも短い場合，心室センスレスポンスのペーシングパルスは送出されません。

　Boston Scientific社にも両室トリガー（Biventricular Trigger）という同様の機能があります。これは右室センシングイベントの発生時に，右室／左室の収縮を同期させる機能です。PVCをはじめ，右室のセンシングイベント直後に右室／左室を同時にペーシングします。前述したVRR機能と併用することで，VRRアルゴリズムをすり抜けてくる無秩序な房室伝導に対しても両室ペーシングを提供できます。

◇ 文献

1) Mullens W, Grimm RA, Verga T, et al : Insights from a cardiac resynchronization optimization clinic as part of a heart failure disease management program. J AM Coll Cardiol 53（9）: 765-773, 2009.
2) Wilkoff BL, Fauchier L, Stiles MK, et al : 2015 HRS/EHRA/APHRS/SOLAECE expert consensus statement on optimal implantable cardioverter-defibrillator programming and testing. Europace 18（2）: 159-183, 2016.

CRT
緊急時設定のキモ：ペーシング

> **Point**
> - 陽極刺激は右室リードのリング電極を陽極に使用した際に発生しやすいです。
> - 心臓再同期療法（CRT）患者に横隔神経刺激を疑わせる訴えがあれば，体位を変えて測定します。
> - 左室リードにlatencyが起こると，房室間や心室間の同期性が損なわれる場合があります。

陽極刺激（anodal stimulation）を認めた場合

　ペーシングリードは遠位部の電極を電流が流出する陰極（cathode電極），近位部の電極を電流が流入する陽極（anode電極）としています。陰極ペーシングが採用されている理由は，陽極ペーシングと比較して陰極ペーシングのほうがペーシング閾値が低いためで，通常ペーシングでは陰極側での心筋補足となります。

　心臓再同期療法（CRT）の場合，左室リード電極を陰極，右室リードコイルまたはリング電極を陽極として使用することがあります。**陽極付近の心筋刺激閾値が低い場合，まれに陽極でも心筋の興奮が起こることがあり，これを陽極刺激とよびます**（図1）。陽極刺激は電極が小さく，ペーシング出力が大きい場合に起きやすいので，特に右室リードのリング電極を陽極に使用した際に発生しやすいです。

CRT：
cardiac resynchronization therapy

図1 陽極刺激

a：正常刺激
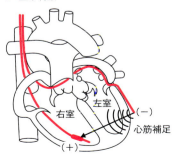

b：陽極単独刺激
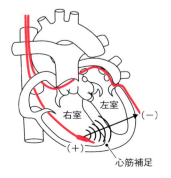

c：両極刺激
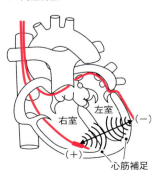

CRTで陽極刺激が起こると，左室と同時に右室も捕捉してしまうため設定したVV（左右心室間）ディレイを反映できない場合があります。また左室の閾値が高い場合，左室のペーシング不全と陽極ペーシングによる右室ペーシングのみとなることもあります。陽極ペーシング閾値は通常，陰極ペーシング閾値より高値のため，出力を下げることで回避可能です。陽極ペーシング発生時の心電図は右室単独ペーシングとなっても，変化が軽微なことも珍しくなく，注意深い観察が必要です。左室ペーシングが正常に行われているかの判断には，左室ペーシングを行っている電極の心内電位を確認します。左室で捕捉している場合，刺激している電極の心内電位は陰性成分で始まるパターンを示します。これを利用した効果的な左室ペーシングが行われているか判断する機能がEffectiveCRT（Medtronic社）（p80「フォローアップ時に知っておくべきこと」参照）になります。

横隔神経刺激（PNS）を認めた場合

右横隔神経は右房側壁，左横隔神経は左室側壁〜心尖部の心外膜側に近接して走行しています（図2）。心房ペーシングやCRTの左室ペーシングにおいて，リードが横隔膜の近くに留置された場合，ペーシングの際に横隔神経を刺激し横隔膜の収縮を生じ，吃逆様の症状を呈することがあります。特にCRT患者では，座位，臥位，立位など体位変化によりPNSが出現することがあるため，患者にPNSを疑わせる訴えがあれば，体位を変えて確認する必要があります。

PNS：phrenic nerve stimulation

図2 横隔神経とCRTシステムの位置関係

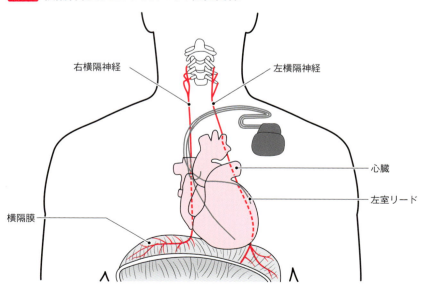

対応としてはペーシングの出力を下げる，ペーシングの極性や部位を変えるなどがありますが，ペーシングの出力を下げた場合は心筋のキャプチャー不全を起こさないように注意が必要です。左室双極（2極）リードの場合や横隔神経を回避できない場合は，リード線の留置位置を変更する必要があります。一方，4極リードの場合，双極リードと比較してさまざまなペーシング極性を選択することが可能なため，PNSを生じる電極以外の電極を使用することでPNSを回避できます。ただし，ペーシング部位を変える場合，CRTの効果を低下させてしまう可能性があるため注意が必要です。

左室リードの刺激閾値上昇を認めた場合

CRTデバイスの使用中に左室リードの刺激閾値が上昇する場合，原因として以下のことが考えられます。リード位置の移動，リードの断線や接触不良，リード留置周囲の心筋組織の瘢痕化，リード感染，心室リモデリングや薬物治療による心筋の変化などがあります。リード自体の劣化や移動による場合は，リードの再固定や交換が必要です。プログラミングによる対応としては，出力やパルス幅を上げる，多極電極リードの場合はペーシング極を変えるなどがあります。

刺激閾値に影響するリード留置周囲の心筋組織の状態はリード抵抗にも反映されます。ペーシング全体の抵抗としては，本体内部の回路抵抗，リード自体の抵抗および組織の抵抗が含まれますが，前者2つの抵抗はきわめて低く，本体およびリード線に異常がなければ，デバイスチェック時に測定されるリードインピーダンスは組織の抵抗を表しています。通常，電極が接する組織の性状が安定していれば，リードインピーダンスは大きな変化を示すことはありません。

左室リードにlatencyを認めた場合

電極が梗塞部位などにあると，心筋が線維化していて電極からの刺激が心筋へ伝わるのが遅くなることがあります（図3）。ペーシングからQRSが出るまでの遅延をlatencyとよびます。Latencyが起こると，AVディレイが長すぎる場合は左室への刺激が遅れ，ペーシングの房室同期性が損なわれます。また心室間の同期についても，右室ペーシングと同時ペーシングでは左室側の興奮が遅れるため，適切な両室ペーシングとなりません。対応としてはlatencyの分，左室ペーシングを先行させ，至適なAV/VVディレイとする必要があります。LV latencyのためVVディレイが長すぎる設定になる場合は，左室単独ペーシングにしたほうが血行動態的によい場合もあります。これは，左室ペーシングと右脚からの自発の心室興奮とのフュージョンを促進する結果です。

図3 LV latency

a：左室ペーシング中にlatencyはなく，ペーシングスパイクとほぼ同時にQRS波が出現しています。
b：左室ペーシング中にlatencyを認め，ペーシングスパイクからQRS波の立ち上がりまで64msec時間を要しています。

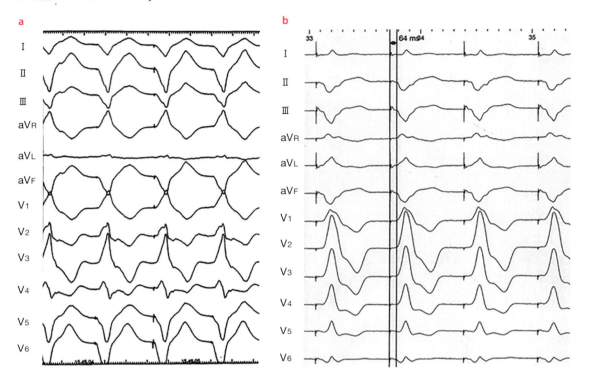

そのほか
知っておきたい事項

VII

主なICD/CRT-D不具合事象のまとめ

Point
- 植込み型除細動器（ICD）の除細動リードでは，過去にSprint FidelisとRiataがリコールになっています。
- ICD／心臓再同期療法（CRT）植込み後には，患者もしくは家族の希望する意思を確認した後，特定医療機器登録制度に基づき必要な情報を登録します。

主な植込み型除細動器（ICD）/心臓再同期療法（CRT）の不具合事象のまとめ

ICD/CRTは，本体および除細動リードとも精密で十分な安全試験を経て作られた機器ですが，ときに予期せぬ不具合事象が発生することがあります。事象によっては致死的な影響を与える可能性もあるため，迅速かつ適切な対応が求められます。過去に2つのリード：Sprint Fidelis（Medtronic社）とRiata（St. Jude Medical社，現Abbott社）がそれぞれ2007年，2011年に米国食品医薬品局（FDA）によりリコールとなっています。直近10年間のわが国におけるICD/CRT関連の不具合事象を示します（表1）。ただし，詳細な内容および対応方法については，各社の報告を必ずご覧ください。

特定医療機器登録制度（医療機器トラッキング制度）は，デバイス（ペースメーカ，ICD/CRT）などの医療機器に不具合が生じた場合に，医療機器に関する安全情報が患者や担当の医師に迅速かつ確実に提供されることを目的として1995年より導入された制度です。本制度により，患者の個人情報や植込まれたデバイスの製品情報，植込み施設，担当医師名が登録されます。本制度はデバイスを使用する患者にとって非常に重要な制度ですが，患者の個人情報に基づくことから，患者もしくは家族の意思により登録するかしないかを選択してもらいます。登録の有無によって医療内容が変わることはありませんが，登録することで，より早く情報が伝えられる可能性があります。

ICD：
implantable cardioverter defibrillator

CRT：
cardiac resynchronization therapy

FDA：
Food and Drug Administration

表1 わが国における過去10年間の主なICD/CRT関連の不具合事象（2025年2月時点）

会社名	対象機種	発表年	事象	対応
Medtronic社	一部のCRT-P（Percepta, Serena, Solara）	2019.5	コンデンサ不良による電池早期消耗	My CareLinkによる遠隔モニタリング
Medtronic社	一部のCRT-P（InSync Ⅲ）	2015.11	予期しない電池抵抗の上昇に伴うペーシング不全，予測寿命値の変動など	ペーシング依存度の高い患者ではリスクとベネフィットを考慮した上で予防的交換を個別に検討
Boston Scientific社	INVIVE CRT-Pの一部	2023.11	電池寿命後期にデバイスの電池内部抵抗が上昇した場合にセーフティモードへ移行	セーフティモードへ移行し，電池寿命3年以下の場合交換
Boston Scientific社	S-ICDの特定の時期に出荷された一部	2020.12	部品の成形不良に起因した動作不良	自主回収
Boston Scientific社	VALITUDE CRT-P	2018.11	分時換気量（MV）センサ信号をオーバーセンシングし，ペーシングが抑制される	ソフトウェアによる更新またはMVセンサをOFFにする
Boston Scientific社	S-ICDプログラマ	2017.6	ワイヤレス通信時に外部からの干渉によりS-ICDが意図しない命令を実行	ソフトウェアによる更新
Abbott社（St. Jude Medical社）	一部のICD，CRT-D	2016.10	電池内にリチウム堆積物が形成されることによる電池の早期消耗	プログラマによるデバイスアップデートでBattery Performance Alertの追加
BIOTRONIK社	なし	—	—	—
Sorin社（現MicroPort社）	Platinium ICD/CRT-Dの一部	2018.7	時間の経過とともに特定の回路構成部品が故障し，必要な治療ができなくなる	自主回収
Sorin社（現MicroPort社）	Platinium ICD/CRT-Dの一部	2017.7	植込み手術中に発生する静電気放電の影響で，電気回路内部で電流の過剰消費が生じる	自主回収

CRT-P：両室ペースメーカ　S-ICD：完全皮下植込み型除細動器，CRT-D：両室ペーシング機能付き植込み型除細動器

特殊な状況での設定を求められた場合

> **Point**
> - 植込み型除細動器（ICD）/両室ペーシング機能付き植込み型除細動器（CRT-D）では，電気メス使用時に抗頻拍ペーシング（ATP）/除細動治療機能をOFFにします。
> - 心臓再同期療法（CRT）患者では，電気メス使用時にできる限りCRTペーシングを維持した状態で手術を行います。
> - ICD/CRT-D患者の磁気共鳴画像（MRI）撮影条件は，リードと本体との組み合わせなど機種ごとに異なるため，ウェブサイトなどでの確認が望まれます。

電気メスを使用する場合

　手術時に電気メスを使用すると，通電されている間，伝導電流が体内に流れ，デバイスのペーシングが抑制されたり，植込み型除細動器（ICD）/両室ペーシング機能付き植込み型除細動器（CRT-D）では不整脈と誤認して不適切作動が生じる場合があります。また，デバイス本体の故障やリード損傷の原因となることもあります。

　ICD患者は通常，ペーシング依存ではないため，手術は頻拍の検出機能，抗頻拍ペーシング（ATP）/除細動治療，ペーシングをすべてOFFとして行うことが多いです。もし，徐脈性不整脈を合併している症例の場合には，ペースメーカ患者と同様の考え方で非同期モード設定を選択します。

　CRT患者では心機能が低下しており，ペーシング設定の変化により血行動態に影響を及ぼす可能性もあるため，できる限りCRTペーシングを維持した状態で手術を行います。CRT-DではICD同様，頻拍の検出機能およびATP/除細動治療をOFFとします。

　可能であれば電気メスの使用は避けるべきですが，どうしても電気メスを使用しなくてはならない場合には影響を低減するために下記の対応をとります。

- ペーシング依存度の高い患者の場合，必要に応じて非同期ペーシングモード（DOO，AOO，VOO）にプログラムする
- 電気メス使用部位と対極板との間の電流経路をデバイス本体およびリードからできる限り遠ざけるように対極板を貼付する
- 電気メスの出力を必要最小限にとどめ，短時間かつ間欠的に使用する
- 可能な限り，双極型電気メスを使用する
- 体外式ペースメーカおよび除細動器を使用できるようにしておく

ICD: implantable cardioverter defibrillator

CRT-D: cardiac resynchronization therapy defibrillator

ATP: antitachycardia pacing

CRT: cardiac resynchronization therapy

- ICD/CRT-Dでは不整脈治療機能をOFFにしておく

非同期モードでは自己脈との競合の結果，spike on Tから致死性不整脈を誘発する可能性があるため，自己脈を抑制する目的で自己脈より高めのレートに設定することが多いです。また，手術後は速やかにモードを元に戻すことが必要です。

磁気共鳴画像（MRI）検査時

MRI検査施行時に発生する静磁場，傾斜磁場，高周波（RF）磁場は，それぞれがペースメーカに対して以下のような悪影響を及ぼすことが知られています。そのため，MRI撮像は医療従事者が研修を受けて施設基準を満たした病院において，原則としてMRI撮影条件を満たしたデバイスとリードの組み合わせに対してのみ可能です。一般社団法人 不整脈デバイス工業会のホームページ（https://www.jadia.or.jp/）より，MRI撮影可能な施設一覧や，植込み型デバイス本体とリードの組み合わせに対応するMRI装置を確認することができます。

MRI：
magnetic resonance imaging
RF：
radio frequency

リードの発熱

電極（チップ，リング）周囲の発熱により心筋組織を損傷する可能性があります。結果としてペーシング補捉閾値の上昇，ペーシング不全を惹起する可能性があります。

意図しない心刺激

ペーシングシステムは体内で電気的なループを構成し，傾斜磁場への曝露時にリード電極に電圧パルスを誘導し，心臓に直接刺激を与える可能性があります。またRF磁場への曝露時に，システム内に発生するRF誘導電流が流れることにより，意図しない心刺激が発生する可能性があります。

マグネットによるリセット

強磁場の影響によりマグネットレスポンスが働いたり，強磁場によりデバイスリセットがかかる可能性があります。

2024年1月に心臓植込みデバイス患者のMRI検査に関する運用指針について，3学会（日本医学放射線学会，日本磁気共鳴医学会，日本不整脈心電学会）合同ステートメント改訂が発表されました[1]。これによると，従来撮影不可だったMRI非対応リードでもMRI対応デバイスと接続されていればクラスIIa適応で撮影可能になるなど，いくつか撮影可能対象が広がりました。しかしこの撮影のためには，より厳格な施設基準や撮影に伴う手続き・対応方法についての追加項目を満たす必要があります。したがって本書では，従来のクラスI適応の条件を前提とした解説にとどめます。

実際のMRI撮像時の手順を示します（図1）。MRI検査を行う際は，まずMRI検査を受ける患者が要件を満たしているかどうかを確認し，適応の有無を検討します（図2）[1]。患者が条件付きMRI対応デバイスカードとデバイス手帳を所持していること

図1 MRI検査の流れ

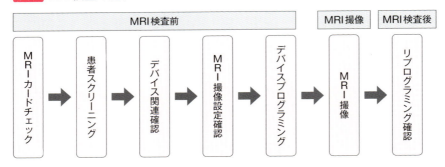

図2 心臓植込みデバイス患者にMRI検査を行う場合のフローチャート

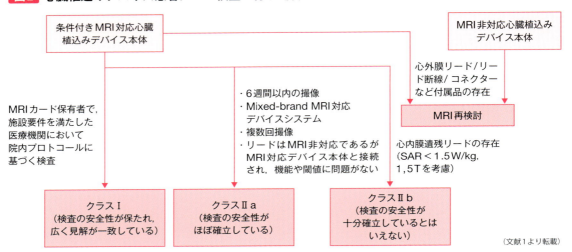

(文献1より転載)

表1 MRI撮影可能な患者の条件

	Medtronic社	Boston Scientific社	Abbott社	BIOTRONIK社	MicroPort社
CRT-P	Percepta MRI CRT-P	VISIONIST X4 CRT-P	Quadra Allure MP	Amvia Sky HF-T	REPLY CRT-P
ICD	Cobalt XT DR	RESONATE DR EL	Gallant DR	Acticor 7 DR-T	Ulys DR
CRT-D	Cobalt XT HF CRT-D	RESONATE X4 CRT-D	Gallant HF	Rivacor 7 HF-T	Gali 4LV SonR CRT-D
植込み部位	胸部					
遺残リード	不可					
リード線植込み後経過日数	6週間以上					
患者身長制限	制限なし					
患者体温	制限なし	平常値であること	制限なし	制限なし	発熱がないこと

Abbott社では撮影時の体位は仰臥位または伏臥位(腕の位置は体の横とする)。
CRT-P:両室ペースメーカ, ICD:植込み型除細動器

が前提で，デバイスが左右いずれかの胸部に植込まれていること，遺残リードがないこと，リード線が植込み後6週間以上経過していることなどすべての条件付きMRI対応デバイスで共通の条件もありますが，各デバイス特有の条件もあります（表1）。

患者条件を確認後に，デバイスがMRI撮影可能な条件を満たしているか確認します。デバイスとリードの組み合わせはMRI対応の自社製品の組み合わせのみであることは各社共通していますが，ペーシング閾値やリード抵抗値などの条件は各社違いがあります（表2）。

表2 MRI撮影可能なデバイスの条件

	Medtronic社	Boston Scientific社	Abbott社	BIOTRONIK社	MicroPort社
CRT-P	Percepta MRI CRT-P	VISIONIST X4 CRT-P	Quadra Allure MP	Amvia Sky HF-T	REPLY CRT-P
ICD	Cobalt XT DR	RESONATE DR EL	Gallant DR	Acticor 7 DR-T	Ulys DR
CRT-D	Cobalt XT HF CRT-D	RESONATE X4 CRT-D	Gallant HF	Rivacor 7 HF-T CRT-D	Gali 4 LV SonR CRT-D
本体とリードの組み合わせ	\multicolumn{5}{c}{MRI対応の自社製品の組み合せのみ}				
ペーシング閾値（Bipolar） 心房	条件なし	2.0V以下（パルス幅不問）	2.5V/0.5msec以下	2.0V/0.4msec以下	2.0V/0.35msec以下（Bipolar）
右室	2.0V/0.4msec以下*	2.0V以下（パルス幅不問）	2.5V/0.5msec以下	2.0V/0.4msec以下	2.0V/0.35msec以下（Bipolar）
左室	条件なし	条件なし	2.0V/0.5msec以下	条件なし	条件なし
リード抵抗 心房	200〜3000Ω（Bipolar）	リードの破損や機器およびリードシステムが異常値を示す徴候がないこと	100〜3,000Ω	200〜1,500Ω（Bipolar）心房，右室，左室の抵抗値が上記範囲であることRVコイル，SVCコイルは条件なし	200〜3,000Ω（Bipolar）
右室	200〜3000Ω（Uni/Bipolar）		100〜3,000Ω		200〜3,000Ω（Bipolar）
左室	200〜3000Ω（Uni/Bipolar）		100〜3,000Ω		条件なし
RVコイル	20〜200Ω		20〜2,00Ω		20〜2,00Ω
SVCコイル	20〜200Ω		20〜2,00Ω		20〜2,00Ω
電池状態	RRTに入っていないこと	ERI可	条件なし	ERIに入っていないこと	ERIに入っていないこと
横隔膜刺激	5.0V/1.0msecでトゥイッチングがないこと	不要	5.0V/1.0msecまたは5.0V/1.0msecでトゥイッチングがないこと	不要	5.0V/1.0msecでトゥイッチングがないこと

＊：Percepta MRI CRT-Pのみ。Cobalt XT ICD/CRT-Dでは2024年12月から条件撤廃。
CRT-P：両室ペースメーカ，ICD：植込み型除細動器，RV：右室，SVC：上大静脈，
ERI：elective replacement indicator，RRT：recommended replacement time

VII そのほか知っておきたい事項

　デバイスがMRI撮影条件を満たしていることを確認した後，MRI撮影前にデバイスの設定を変更する必要があります（表3）。

表3 MRI撮影時のICD/CRTの設定

	Medtronic社	Boston Scientific社	Abbott社	BIOTRONIK社	MicroPort社
システムの名称	Surescan	ImageReady	名称なし	Pro MRI	MRIソリューション
モード	AOO，VOO，DOO，ODO	AOO，VOO，DOO，OFF	AOO，VOO，DOO，OFF	AOO，VOO，DOO，OFF	VOO，DOO，OOO
出力（ノミナル）	5.0V/1.0msec	5.0V/1.0msec	7.5V/1.0msec	4.8V/1.0msec	5.0V/1.0msec
AVディレイ	110msec固定	100msec固定	設定可	110msec固定	設定可
レート	60〜120ppm	30〜100ppm	30〜100ppm	70〜160ppm	50〜120ppm（左室ペーシングはMRIモードでは停止）
MRI自動設定	不可	不可	不可	可（MRI AutoDetect）	可（AUTOMRI）
MRI設定自動解除	可（6時間後OFF）	可（3，6，9，12時間後OFF）	可（3，6，9，12，24時間後OFF）	可（14日後OFF）	可（磁場がなくなり5分後OFF）
アラート機能	なし	なし	あり（Merlin.netにて戻し忘れアラート）	ホームモニタリングにてレッドアラート送信	あり

　MRI撮影中は電気メス使用時と同様に，ICD患者は通常，ペーシング依存ではないため，頻拍の検出機能，ATP/除細動治療，ペーシングをすべてオフとしてMRI検査を行うことが多いです。もし徐脈性不整脈を合併している症例の場合には，ペースメーカ患者と同様の考え方でMRIモード設定を選択します。また，MRI検査はCT検査とは異なり，検査に長い時間を要するので心機能が低下しているCRT患者では，ペーシング設定の変化により血行動態に影響を及ぼす可能性もあるため，できる限りCRTペーシングを維持した状態でMRI検査を行います。CRT-DではICD同様，頻拍の検出機能およびATP/除細動治療をOFFとします。

　MRI検査中は設定変更がもたらすリスク（徐脈，心停止，頻脈の誘発）を回避するために心拍監視が必要であり，検査中の心電図やパルスオキシメータなどによるモニタリングが義務付けられています。MRI撮像後はデバイスチェックに異常がないことを確認し，速やかに元の設定に戻します。

　MRI撮影設定の解除し忘れを防ぐために各社MRI設定自動解除機能があります。例えばMedtronic社では24時間後，Boston Scientific社ではある一定時間（OFF，

3，6，9，12時間から設定可）経過すると自動でMRI設定が解除されます。また，BIOTRONIK社とMicroPort社のペースメーカには強い磁場を検出すると即時に前もって設定しておいたMRIモード設定にプログラミングされる機能もあります。

> **機能解説！**
>
> ### MRI AutoDetect（BIOTRONIK社）
>
> MRI検査を受ける前にこのMRI AutoDetect機能を設定することで，ICD/CRT-DはMRI装置の強い磁場（100ガウス以上の磁界）を検出すると自動的にMRI設定へ変更され，MRI装置から離れることで自動的に従来の設定に戻ります。なお，この設定は14日間維持されます。これによりMRI設定の時間を最短化することが可能になり，かつMRI検査後のデバイス設定の戻し忘れがなくなるなど，MRI検査検査に伴うリスクを最小化することができます。

> **機能解説！**
>
> ### AUTOMRI（MicroPort社）
>
> 担当の医療従事者はMRIスキャンを実施する10日前までにAUTOMRIのスイッチをONにします。これをONにするとMRIの強い磁場（100ガウス以上の磁界）を検出すると即時に自動で設定したMRIペーシングモード（非同期モードまたはペーシング停止）で動作を開始し，MRIの強い磁場が検出されなくなると約5分後に自動で元の設定で動作を開始します。

そのほかの場合

X線束が連続的に照射されるCT検査では，デバイス本体内部のC-MOS回路に影響を与えることなどにより，オーバーセンシングが起こり，ICDのペーシングパルス出力が一時的に抑制されたり，不適切な頻拍治療を行うことがあります。

X線CT検査，あるいはパルス線源による透視診断装置は，デバイス本体をX線照射野から外す工夫を行います。やむを得ずX線束がデバイス本体を通過する場合は，患者に両腕を挙上してもらい，本体の位置を照射部位からずらすことができないか検討したり，照射時間を5秒以内に収める計画を立てるなどします。

◆ 文献

1）日本医学放射線学会，日本磁気共鳴医学会，日本不整脈心電学会：心臓植込みデバイス患者のMRI検査に関する運用指針 3学会合同ステートメント改訂．2024年1月12日．

Ⅶ そのほか知っておきたい事項

S-ICD

> **Point**
> - 完全皮下植込み型除細動器（S-ICD）のセンシングはprimary, secondary, alternateのうちいずれか1つが選択されます。
> - S-ICDの治療設定にはショックゾーンとコンディショナルゾーンの2つがあります。
> - 治療は80Jの出力で最高5回のショック放出が可能ですが, 抗頻拍ペーシングはできません。

完全皮下植込み型除細動器（S-ICD）とは

S-ICDとは，経静脈リードを用いずにすべての除細動器システムを皮下に植込む植込み型除細動器（ICD）デバイスのことで，わが国では2016年2月から保険償還されています。本体は広背筋と前鋸筋の間に作製したポケットに納め，ショックリードは胸骨左縁の皮下に留置します（図1）。

従来の経静脈植込み型除細動器（TV-ICD）との相違点は，経静脈的にリードを挿入しないことです。感染症が起きた場合でも感染性心内膜炎や敗血症になる可能性が低く，慢性期合併症としての経静脈リードの癒着による三尖弁機能障害もなく，リードへの直接的な物理的負荷が生じないため，リード断線は生じにくくなります。仮に感染などの理由によりシステム抜去が必要な場合でも，TV-ICDと比較してデバイスシステム抜去が容易です。一方，デメリットは徐脈に対する恒常的なペーシングや抗頻

S-ICD：
subcutaneous implantable cardioverter defibrillator

TV-ICD：
transvenous implantable cardioverter defibrillator

図1 S-ICDの本体とリードの位置

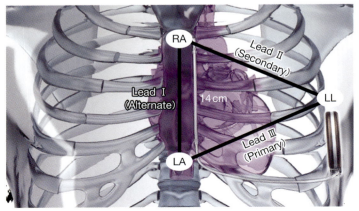

(Boston Scientific社提供)

拍ペーシング（ATP）機能がないことです。現在の最新機種EMBLEM MRI（Boston Scientific社）（表1）では，条件付きで磁気共鳴画像（MRI）撮影も可能です。

ATP：antitachycardia pacing

MRI：magnetic resonance imaging

表1　EMBLEM MRI（Boston Scientific社）の概要

サイズ（高さ／幅／厚み）	69.1／83.2／12.7 mm
質量	130 g
容積	53.9 mL
電池寿命	7.3年*
電池の種類	リチウム／二酸化マンガン

＊年3回の完全充電を前提とする．

S-ICDとTV-ICDの特徴を示します（表2）。両者の有効性・安全性は同等と考えられています。

表2　S-ICDとTV-ICDとの比較

	S-ICD	TV-ICD
長期成績	未確立	確立
経静脈アクセス	不要	必要
徐脈ペーシング	除細動後のバックアップペーシングのみ可能	可
抗頻拍ペーシング	不可	可
リード断線	可能性低い	可能性あり
感染による心内膜炎	起こらない	起こり得る
リード抜去	比較的容易	抜去困難
電池寿命	やや短い	長い
本体の大きさ	やや大きい	小さい
MRI撮影	可	可
遠隔モニタリング	可	可

センシング機能

S-ICDは皮下リードの遠位電極および近位電極とデバイス本体との3カ所のうち2つを用いて心電図を記録します。センシングには3つの誘導，すなわち①本体・近位電極間のprimary，②本体・遠位電極間のsecondary，③近位電極・遠位電極間のalternateがあります（図1）。このうちいずれか1つが選択され，洞調律中のテンプレートと頻拍時の電位を比較することでQRS形態を認識します。

S-ICDの電極間距離はTV-ICDでの双極電極に比べて離れているので，記録される波形は12誘導心電図波形に近く，P波，QRS波，T波すべてが観察されます。そのためT波のオーバーセンシング（TWOS）による不適切作動が問題となることが多

TWOS：T wave oversensing

いので，植込み前にSMART Passを用いて調べる必要があります。**SMART Passが搭載されている現行機種では，TWOSはかなり少なくなりました**[1]。

> **機能解説！**
>
> **SMART Pass**
> Boston Scientific社の第二世代目となるEMBLEMシリーズより搭載されている機能で，もともと3Hz以下であったS-ICDのフィルタを，TWOSを減らすためにフィルタリングの周波数を9Hz以下に拡張したハイパスフィルタです。その適応は，QRS波高が0.5mV以上認められることが条件であり，逆にQRS波高が0.25mVより小さく，かつ1.4秒以上のアンダーセンシングの継続がみられた場合，また10秒間の無センシングの場合には自動的にSMART PassはOFFになります。SMART Passを再度有効にするには自動セットアップまたは手動セットアップをもう一度行う必要があります。

治療設定

S-ICDの設定は比較的シンプルで，以下の2つのみです。

ショックゾーン

170～250bpm（ノミナル値：220bpm）で設定可能で，心拍数のみに基づいて治療適応を判別します。

コンディショナルゾーン

170～240bpm（ノミナル値：200bpm）で設定可能で，ショックゾーンとは異なりレートと形態が解析されます。装置の初期化時に正常洞調律テンプレートが作成されます。心電図の幅と波形をテンプレートと比較し，治療適応イベントとそれ以外の頻拍イベント（心房細動，上室頻拍など）を判別します。

4個の連続したRRの平均値がいずれかの治療ゾーンに入った場合に頻拍と判断されます。頻拍であると判断された後で頻拍が終了したと判断されるためには，最も低いレートゾーンより4個の連続したRRの平均値が長くなり，かつ24サイクルで40msec以上長くなる必要があります。

ショックゾーンは10bpm単位で170～250bpmに設定可能です。コンディショナルゾーンはショックゾーンより低く，10bpm単位で170～240bpmの範囲に設定します。**心室細動（VF）を適切に検出するため，ショックゾーンまたはコンディショナルゾーンを200bpm以下に設定することが推奨されています**。設定例を示します（図2）。

VF：ventricular fibrillation

図2 S-ICDの設定例

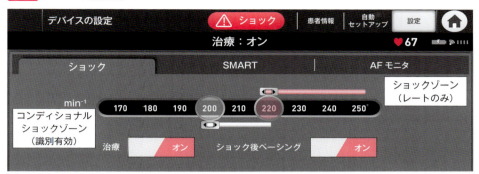

治療

　エピソードごとに設定変更不可の80J固定の出力で最高5回のショック放出が可能です。二相性ショックで，チルトは50%に固定されています。80Jまでのチャージタイムは10秒以下です。

　1回のショックで不整脈が停止せずに続けてショックを放出する必要がある場合，以降の各ショックでは極性が自動的に逆になります。治療に成功した場合にはその極性が維持され，その後のエピソードを治療する場合の最初の極性として使用されます。

ペーシング機能

　S-ICDが行う唯一のペーシングは，ショック作動後に3.5秒間の心静止を認めた場合に開始される最長30秒間の経胸壁ペーシング(200mA，50bpm)です。また，このときに頻拍性不整脈が検出された場合や自己レートでも50bpmを超える場合はペーシングは抑制されます。

MRI撮影

　S-ICDにおいても条件付きMRI撮影が可能です。条件一覧を示します(表3)。

表3 S-ICD(EMBLEM MRI，Boston Scientific社)のMRI関連事項

患者の条件	
遺残リード	不可
リード線植込み後経過日数	6週間以上
患者身長制限	制限なし
患者体温	平熱

デバイスの条件	
リード抵抗	リードの破損や機器およびリードシステムが異常値を示す徴候がないこと
電池残量	EOLでないこと

MRI撮影時	
設定	MRIモードを起動
自動解除	可 (6，9，12，24時間後 OFF)

EOL：end of life

VII そのほか知っておきたい事項

AFモニター

　S-ICDにもAFモニターという心房細動の診断を支援する機能があります。AFモニターは1日のうちに6分以上のAFを記録した場合、遠隔モニタリング（LATITUDE、p145「遠隔モニタリング」参照）を通じて医療関係者に知らせるように設計されています。この6分間は累積値であり、1回のAFであることも、複数の6分以下のAFの合計であることもあります。AFは192心拍ウィンドウを用いて判断され、1つのウィンドウのうち80％以上がAFのときには決められたアルゴリズムに基づいてAFに分類されます（図3）。このため、AFモニターは持続時間の短いAFエピソードを有する患者では、AFの合計時間を過小に報告する場合があります。

AF：
atrial fibrillation

図3 AFモニタリングのアルゴリズム

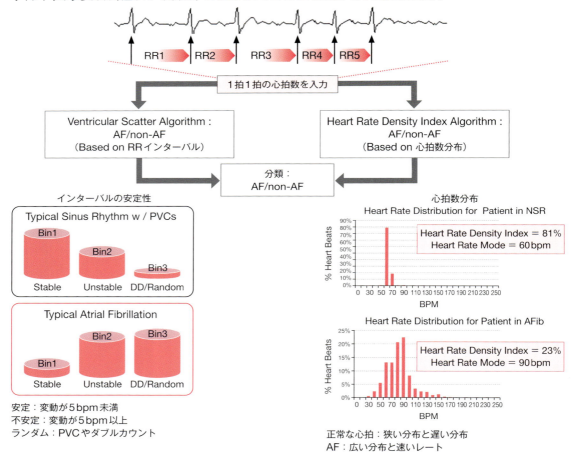

AFの識別には、Ventricular ScatterアルゴリズムとHeart Rate Density Indexアルゴリズムを使用します。用いる192心拍ウィンドウのうち80％以上がAFであれば、どちらかのアルゴリズムを満たしてAFに分類されます。

（Boston Scientific社提供）

◇ 文献

1) Theuns DAMJ, Brouwer TF, Jones PW, et al : Prospective blinded evaluation of a novel sensing methodology designed to reduce inappropriate shocks by the subcutaneous implantable cardioverter-defibrillator. Heart Rhythm 15 : 1515-1522, 2018.

各種遠隔モニタリング機能を活用しよう

VIII

Ⅷ 各種遠隔モニタリング機能を活用しよう

不整脈関連モニタリング

> **Point**
> - 心房頻拍（AT）/心房細動（AF）エピソードや心室頻拍（VT）/速いVT（FVT）/心室細動（VF）エピソードのモニタリングをすることで，不整脈への早めの対応が可能になります。

　植込み型除細動器（ICD）/両室ペーシング機能付き植込み型除細動器（CRT-D）では，心房頻拍（AT）/心房細動（AF）および心室頻拍（VT）/心室細動（VF）エピソードの回数や，実施された治療内容についてのデータを記録し，治療に役立てることができます。

心房不整脈エピソードデータ

　心房不整脈エピソードについてのカウントデータには，AT/AF合計時間の割合，AT/AF 1日あたりの平均時間，AT/AF 1日あたりの平均回数，AT/AF中の心室レートなどが記録されます。また心房治療機能のある機種では，治療が実施されたAT/AFエピソードの回数（治療の種類別）と，停止に成功したエピソードの治療別の割合なども記録されます。表示されたAT/AFの出現頻度やAT/AF中の心室レートなどの臨床情報をみることで，無症候性AFの発見や，AT/AFに対するリズムコントロール，レートコントロールの効果判定にも役立ちます。

　各社のICD/CRT-DにおけるAT/AF記録の表示内容を示します（**表1**）。

心室不整脈エピソードデータ

　心室不整脈エピソードについてのカウンタデータには，VT/速いVT（FVT）/VFエピソードの回数，VT/FVT/VF治療の実施回数と治療タイプおよび治療成功の有無，VT/FVT治療により速い頻拍性不整脈として再検出された場合，上室頻拍（SVT）と識別されVT/FVT/VF検出/治療が保留されたイベントの回数などが記録されます。各社のICD/CRT-Dにおける不整脈記録の表示例を示します（**図1，2**）。

ICD：implantable cardioverter defibrillator

CRT-D：cardiac resynchronization therapy defibrillator

AT：atrial tachycardia

AF：atrial fibrillation

VT：ventricular tachycardia

VF：ventricular fibrillation

FVT：fast ventricular tachycardia

SVT：supraventricular tachycardia

表1 各社のICD/CRT-DにおけるAT/AF記録の表示内容

	Medtronic社	Boston Scientific社	Abbott社	BIOTRONIK社	MicroPort社
ICD	Cobalt XT DR	RESONATE DR EL	Gallant DR	Acticor 7 DR-T	Ulys DR
CRT-D	Cobalt XT HF CRT-D	RESONATE X4 CRT-D	Gallant HF	Rivacor 7 HF-T	Gali 4 LV SonR CRT-D
AF中の心室レート（bpm）	ヒストグラムで表示	平均心室レート	ヒストグラムで表示	ヒストグラムとホルター心電図で表示	平均心室レート
AF時間（%）（バーデン）	○	○	○	○	○
1日あたりの平均AF時間（時間/日）	○	×	○	○	×
時間帯別AF発生頻度	×	×	×	○	×
そのほかの表示	AFに対するペーシング治療効果	AF中の最大心室レートも表示	AFの持続時間別の回数、1年間毎日のAFエピソード数のトレンド	AFに対するペーシング治療効果	直近24時間のHeart Rate Curveを表示

図1 不整脈エピソードの表示例（Boston Sicetific社）

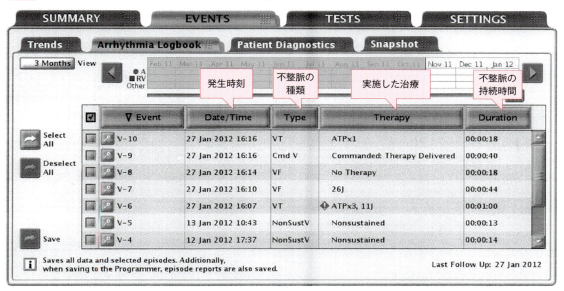

Ⅷ 各種遠隔モニタリング機能を活用しよう

図2 不整脈エピソードの表示例（BIOTRONIK社）

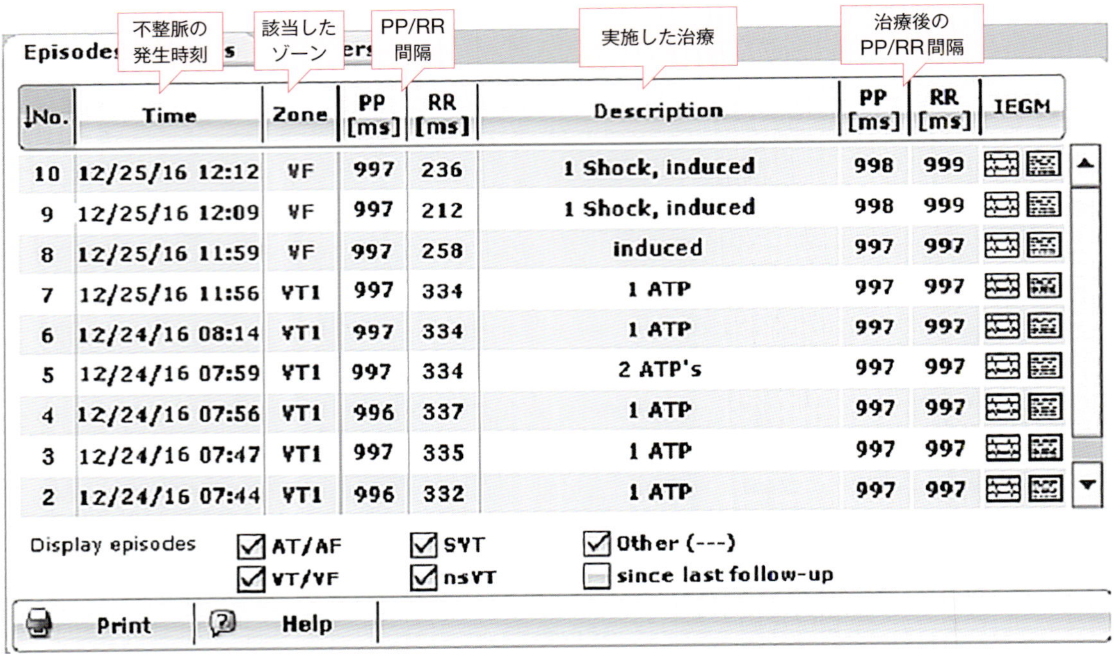

吹き出し	内容
Time	不整脈の発生時刻
Zone	該当したゾーン
PP/RR [ms]	PP/RR間隔
Description	実施した治療
PP/RR [ms]	治療後のPP/RR間隔

No.	Time	Zone	PP [ms]	RR [ms]	Description	PP [ms]	RR [ms]	IEGM
10	12/25/16 12:12	VF	997	236	1 Shock, induced	998	999	
9	12/25/16 12:09	VF	997	212	1 Shock, induced	998	999	
8	12/25/16 11:59	VF	997	258	induced	997	997	
7	12/25/16 11:56	VT1	997	334	1 ATP	997	997	
6	12/24/16 08:14	VT1	997	334	1 ATP	997	997	
5	12/24/16 07:59	VT1	997	334	2 ATP's	997	997	
4	12/24/16 07:56	VT1	996	337	1 ATP	997	997	
3	12/24/16 07:47	VT1	997	335	1 ATP	997	997	
2	12/24/16 07:44	VT1	996	332	1 ATP	997	997	

Display episodes ☑ AT/AF ☑ SVT ☑ Other (---)
☑ VT/VF ☑ nsVT ☐ since last follow-up

Print　Help

134

心不全関連モニタリング

> **Point**
> - 胸郭インピーダンスと，胸腔または肺における体液貯留との間には逆相関があります。
> - 胸郭インピーダンスを測定することで心不全の早期発見につながります。
> - 機種によっては右室のコイル電極や左室電極を用いた複数のベクトルを利用した胸部インピーダンス測定が可能です。

　心臓再同期療法（CRT）の適応となる患者は低心機能例がほとんどであり，その予後を改善させるためには心不全の管理が重要です。現在の植込み型除細動器（ICD）／CRTデバイスでは各メーカー特有の心不全モニタリングの機能を搭載しており，遠隔モニタリング機能と組み合わせて心不全増悪の予兆を日々監視することができます。基本的には，胸郭インピーダンスと，胸腔または肺における体液貯留との間に逆相関がある原理を利用しています[1]。すなわち肺うっ血が進行するにつれて，デバイス本体とリード間の胸郭インピーダンスが低下するので，このインピーダンスを測定することで心不全の増悪を早期に検知できます（図1）。

CRT：
cardiac resynchronization therapy

ICD：
implantable cardioverter defibrillator

図1 胸郭インピーダンスと心不全

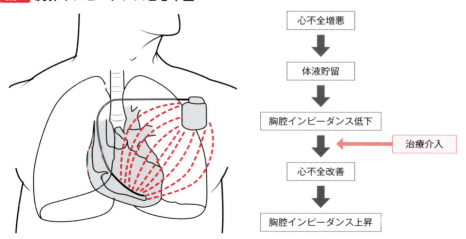

　本項では，各社の心不全モニタリングについて解説します（詳細は姉妹書『ペースメーカプログラミングのキモ！』p160参照）。各社の心不全モニタリング方式を示します（表1）。

表1 各社のICD/CRT-Dにおける生体情報の比較

	Medtronic社	Boston Scientific社	Abbott社	BIOTRONIK社	MicroPort社
生体情報表示の名称	Cardiac Compass	HeartLogic	DirectTrend	HeratInsight	特になし
胸郭インピーダンス測定（名称）	○ (OptiVol2.0)	○ (Thoracic Impedance)	○ (CorVue)	○ (Thoracic Impedance)	×
患者アクティビティ	○	○	○	○	○
心拍変動	○	○	×	○	×
呼吸障害	×	APスキャン	×	×	×
そのほか	ー	心音（S1，S3）睡眠傾斜	STモニタリング（ICDのみ）	ー	ー

OptiVol2.0

　Medtronic社製デバイスに備わっているOptiVol2.0ステータスモニタリング機能では，胸腔内の組織をとおる"RVring/RVtip to Can"の通電経路を用いて，患者の胸郭インピーダンスを測定しています．胸郭インピーダンスの測定は，正午〜午後5時の間に定期的に行われ，インピーダンス測定をすべて終えた後に，その日のインピーダンス基準値が算出されます．このデイリーインピーダンスの値は，徐々に変化するトレンドを最新の状態にするために使用されます．この徐々に変化するトレンドをリファレンスインピーダンスとよび，デイリーインピーダンスの値から特別な計算式によりリファレンスインピーダンスが算出され，インピーダンスの変動を評価する際に使用します．

　デイリーインピーダンスがリファレンスインピーダンスを下回った状態が持続すると，胸腔内の体液貯留の可能性があり，デイリーインピーダンス値とリファレンスインピーダンス値の差，直近30日分がOptiVol2.0インデックス値に加算されます．その値が閾値（ノミナル60設定）を超えるとアラートが起動します．一方，デイリーインピーダンスの上昇は，胸腔内体液貯留の改善を反映している可能性があり，OptiVol2.0インデックスは低下します．デイリーインピーダンスがリファレンスインピーダンスまで戻ると，OptiVolイベントは終了したと判断され，OptiVol2.0インデックスが0にリセットされます（図2）．

図2 Optivol2.0（Medtronic社）

① OptiVol閾値。
② OptiVol2.0インデックス：患者の個人差に応じて調整されたデイリーインピーダンスとリファレンスインピーダンスとの直近30日分の累積差。
③ リファレンスインピーダンスはデイリーインピーダンスの変化にゆっくりと追従します。
④ デイリーインピーダンスは、1日あたりの複数回のインピーダンス測定値の平均値です。

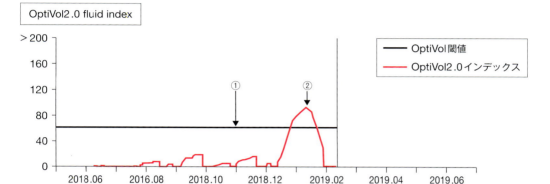

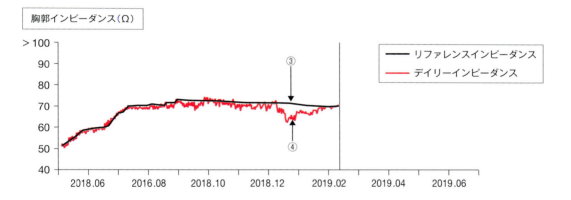

Thoracic impedance

　Boston Scientific社のデバイスに搭載されている機能で、胸郭インピーダンスは右室リードのコイル電極とパルスジェネレータ間とで測定します。後述するHeartLogicという総合的な心不全評価システムの1項目として使用されます。

　BIOTRONIK社製デバイスにも胸郭インピーダンスを測定することで胸腔内の水分量の変化を推測する機能があります。1時間ごとに1,024心拍連続測定し、1日あたりの平均値を表示します。測定は、右室リードのコイル電極とパルスジェネレータ間で行われ、R波と同期してインピーダンスを測定します。

Ⅷ 各種遠隔モニタリング機能を活用しよう

CorVue

　Abbott社製デバイスにはCorVueとよばれる心不全モニタリングシステムがあり，胸腔内インピーダンス値を計測しています。ICD/CRTは，ペースメーカと異なり右室のコイル電極や左室電極を使用した複数のベクトルで胸郭インピーダンスの変動を経時的にモニタリング可能です（図3）。ICDでは直近12日間，両室ペーシング機能付き植込み型除細動器（CRT-D）では直近14日間の平均抵抗（リファレンスインピーダンス）と2時間ごとの抵抗（デイリーインピーダンス）を比較します。デイリーインピーダンス値が設定された一定期間連続でリファレンスインピーダンス値を下回るとアラートが起動します。最長12カ月間のインピーダンスをグラフ化したデータとして，プログラマなどで読み取ることができます。

CRT-D：
cardiac resynchronization therapy defibrillator

図3　CorVueで使用可能な電極の組み合わせ

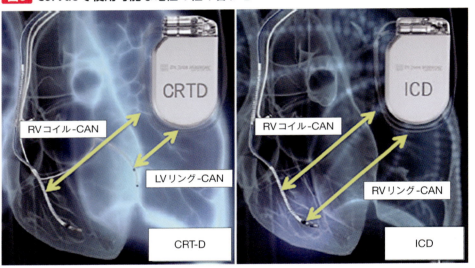

デバイス	CRT-D	CRT-D	CRT-D	CRT-D	CRT-D	CRT-D	ICD	ICD
RVリード	True	Integrated	True	Integrated	True	Integrated	True	Integrated
LVリード	バイポーラ	バイポーラ	ユニポーラ	ユニポーラ	―	―	―	―
チャンバー	Bi-V	Bi-V	Bi-V	Bi-V	右室のみ	右室のみ	右室	右室
CorVue極性①	RVコイル-CAN	RVコイル-CAN	RVコイル-CAN	RVコイル-CAN	RVコイル-CAN	RVコイル-CAN	RVコイル-CAN	RVコイル-CAN
CorVue極性②	LVリング-CAN	LVリング-CAN	RVリング-CAN	―	RVリング-CAN	―	RVリング-CAN	―

（Abbott社提供）

◇ 文献

1) Yu CM, Wang L, Chau E, et al : Intrathoracic impedance monitoring in patients with heart failure: correlation with fluid status and feasibility of early warning preceding hospitalization. Circulation 112(6) : 841-848, 2005.

そのほかの生体情報モニタリング

> **Point**
> - S1，S3心音，睡眠傾斜，心拍変動なども心不全のモニタリングに使われます。
> - 複数のセンサを用いることで心不全診断の精度向上が期待されます。

STモニタリング

　Abbott社の植込み型除細動器（ICD）に搭載されている機能でICD本体とリード間（Can to Tip）の心内心電図を使用し（図1），90秒ごとにSTモニタリングを実施します。センシング時のSTモニタリングのみ使用するため，心室ペーシング率が高い場合には困難です。また決められた安静時ゾーンでしかベースラインが取得できないため，日常の心拍数が高い（安静時ゾーン以上）場合は閾値の測定ができず不可です（表1）。STエピソードの心電図は12秒記録され，エピソードは最大30イベントまで記録可能です。イベントがいっぱいになると古いものから上書きされていきます。

ICD：
implantable cardioverter defibrillator

図1 STモニタリングの上限/下限閾値

過去7日間のST偏差より推奨閾値をデバイスが提示します。
上限/下限閾値は変化率で設定されます。

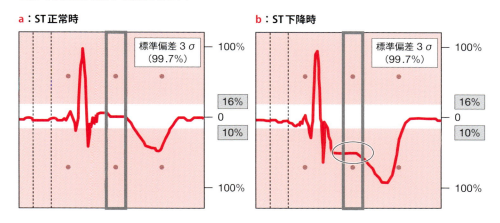

a：ST正常時　　b：ST下降時

Ⅷ 各種遠隔モニタリング機能を活用しよう

表1 STエピソードログ取得条件

90秒ごとにST偏位（SHIFT）を評価し，一度ST Shiftが検出されるとその後30秒ごとに評価します。
3セット連続でShiftするとSTエピソードとして判定されます。
2セット連続でNon-ShiftだとSTエピソード終了と判定されます。

Shift	6/8拍以上で閾値を超えた偏位あり
Non-Shift	STシフト心拍が6/8拍未満
Non-Classified	自己心拍が40bpm以下もしくはペーシング依存 自己心拍が140bpm以上または頻拍ゾーン以上

S1，S3心音

臨床上，聴診によるⅠ音（S1）は，心室収縮による僧帽弁と三尖弁の閉鎖のタイミングで発生します。S1心音の振幅は心収縮力と密接に関係することがわかっており，S1心音データの強度減高は心不全と関連付けられます。また臨床上Ⅲ音（S3）の聴取は，心不全による心室充満圧上昇の初期徴候を示すといわれています。Boston Scientific社ではデバイスに内蔵された加速度センサを使用して患者安静時のⅠ音およびⅢ音のタイミングで心臓から発生する振動（S1，S3心音データ）をそれぞれ検出します（図2）。心不全の増悪は，**S1心音データの強度減高またはS3心音データの強度増高，およびその両方と関連付けられます**。ただし患者の心拍数が高すぎたり変動が大きすぎる場合，S1，S3心音データを取得できません。

図2 S1，S3心音データの測定

パルスジェネレータに内蔵された加速度センサを使用して，患者安静時のⅠ音，Ⅲ音のタイミングで心臓から発生する振動（S1，S3心音データ）を検出することができます。加速度計は「聴診」による検出ではなく，心音に関連する心臓振動を検出し，振動が心周期のどこに該当するのかを特定します。
本図では，1日のなかで取得した複数のデータポイントから生成された平均波形を示します。心音データの強度が測定され，ミリグラビティ（mG，地上の重力単位の1,000分の1に相当）単位で記録されます。

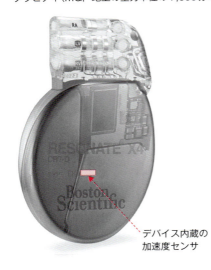
デバイス内蔵の加速度センサ

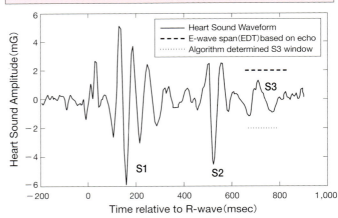

（Boston Scientific社提供）

睡眠傾斜

　睡眠傾斜とは，患者の胴体と水平面とがなす角度で（図3），Boston Scientific社のデバイスでは設定された患者睡眠時間に測定することで心不全の指標として用います。

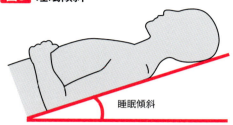

図3 睡眠傾斜

　心不全の状態では，臥床時には末梢から右心系への静脈還流が増加し，これによる肺うっ血の増加から息切れが増強します。この際患者は起き上がって座位になると静脈還流量が減少し，肺のうっ血も減少し症状は楽になるので，起座位をとろうとします。これを起座呼吸といい，睡眠傾斜をモニタリングすることで心不全の状態を判断できる可能性があります。

心拍変動（HRV）

　心拍変動の低下は心不全などの予後不良予測因子の1つと考えられていますが，表示方法には各社それぞれ特徴があります。主な項目を示します。

- 心房SDANN：24時間の5分ごとの心房インターバル平均値（合計288個測定）の標準偏差
- Autonomic Balance Monitor（ABM）：自律神経バランスの指標とされる低周波成分（LF）/高周波成分（HF）比のトレンドを示し，これは交感神経の変化を反映する（LFは主に交感神経成分，HFは副交感神経成分が含まれる）

　またBoston Scientific社はHRV Footprintといって，横軸に心拍数，縦軸に心拍の変動値（msec）を表したグラフに，1拍ごとにプロットしていきその密度を色で表したグラフの面積の割合（%）を示します。心拍の変動が大きくなると色の付いた面積が広くなります。SDANNおよびHRV Footprintの数値が高いほど死亡リスクが有意に低下することが報告されています[1]（HRVの詳細は姉妹書『ペースメーカプログラミングのキモ！』p165参照）。

呼吸関連情報

　心不全の患者の呼吸には2つの特徴があり，健常人と比べてより速く，浅く呼吸します。

HRV：heart rate variability

SDANN：standard deviation of mean values for normal-to-normal intervals over 5 min

VIII 各種遠隔モニタリング機能を活用しよう

　Boston Scientific社製ペースメーカには **AP Scan** トレンドという機能が付いています。これは胸郭インピーダンス測定を利用して，24時間に測定されるすべての有効呼吸数の最小値，最大値，中央値のトレンドを表示します。また，睡眠時間中に生じる1時間あたりの呼吸障害イベント（RDE）の平均回数を表示します。

　ただし，デバイスに付随するこの機能のみで睡眠呼吸障害の確定診断をすることはできません（呼吸障害モニターの詳細は姉妹書『ペースメーカプログラミングのキモ！』p167参照）。

RDE：respiratory disturbance events

> ### 機能解説！
>
> **HeartLogic（Boston Scientific社）**
>
> 　Boston Scientific社のデバイスに搭載された複数のセンサ（心音データ，胸郭インピーダンス，呼吸，夜間心拍数）の測定値は一般的に心不全増悪と関連し変動すると報告されています[2]。HeartLogicインデックスはこれらの複数センサからの測定値の経時的変化を基に計算された数値で毎日更新されます（図4）。HeartLogicインデックスは各生体情報センサの測定値のベースラインからの変化の大きさを示し，患者の直近の測定値に基づいて重み付けが行われ計算されています。各生体情報センサの測定値のベースラインは，最長で過去3カ月間のデータに基づいて計算されます。HeartLogicインデックスが閾値（設定可）を超えると，HeartLogicアラートが作動します。HeartLogicインデックスが閾値を上回っている限り，7日ごとに追加のアラートが送信されます。このアラートは後述するLATITUDE NXTを介して提供されます。マルチセンサを用いて判断することで，心不全診断の正確性が増すことが期待されます（図5）。

図4　HeartLogic（Boston Scientific社）

HeartLogicインデックスは，デバイスに搭載された5つの生体情報センサの測定値を基に計算されます。計算された値は，患者のセンサデータのそれぞれのベースラインからの経時的な変化の大きさを示します。センサデータのベースラインは患者ごとに個別に計算され，毎日自動で更新されます。

心音データ
S1 & S3

インピーダンス
胸郭

呼吸
呼吸数 & 呼吸量

活動レベル
活動時間

心拍数
夜間心拍数

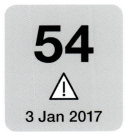
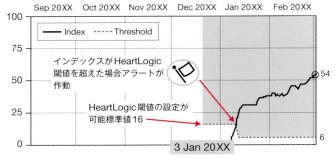

（Boston Scientific社提供）

図5 マルチセンサアプローチによるメリット

a：複数のセンサで変化がみられた後に心不全イベントが発生しています。
b：インピーダンスのみ変化していますが，ほかのセンサに変化はなく，実際心不全の発生は認めません。

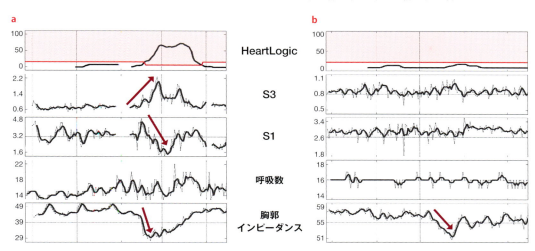

> **機能解説！**
>
> **HeartInsight（BIOTRONIK社）**
>
> マルチパラメータ（心室レート，AT/AFバーデン，平均PVC発生頻度，心拍変動，胸郭インピーダンス　患者活動度）を独自のアルゴリズムにより分析し，1つのアラートに集約する機能です（図6）。患者状態をスコア化しアラートによる通知が可能です（図7）。画面で各パラメータの寄与度の確認が可能で，デイリーモニタリングのため短期・中期の治療介入効果の確認も可能です[3]。心房センシングデータがとれない永続性AF患者や心房ペーシング率98％以上の患者には使用は推奨されません。

図6 HeartInsight（HI）の表示例

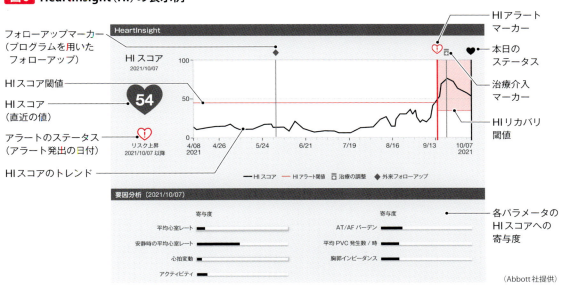

（Abbott社提供）

Ⅷ 各種遠隔モニタリング機能を活用しよう

図7 HeartInsightのアラートアルゴリズム

アラート基準
- ハートインサイト（HI）スコアが3日連続で閾値を超過すると，アラートが発生する
- アラート状態となると，自動で閾値（45：35〜55）を−10し，リカバリ閾値となる
（例：ノミナル閾値45の場合，リカバリ閾値は35に自動で引き下げられる）
- HIスコアがリカバリ閾値を下回ると，アラートは解除される

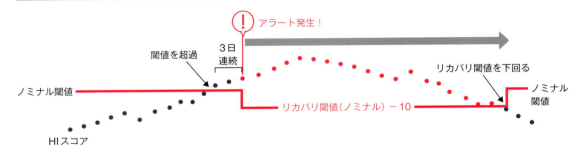

文献

1) Cilliam ER III, Sing JP, Mullin CM, et al : Prognostic value of heart rate variability footprint and standard deviation of average 5-minute intrinsic R-R intervals for mortality in cardiac resynchronization therapy patients. J Electrocardiol 40：336-342, 2007.
2) Boehmer J, Hariharan R, Devecchi FG, et al : A Multisensor Algorithm Predicts Heart Failure Events in Patients With Implanted Devices : Results From the MultiSENSE Study. JACC-HF 5（3）：216-225, 2017.
3) D'Onofrio A, Solimene F, Calò L, et al : Combining home monitoring temporal trends from implanted defibrillators and baseline patient risk profile to predict heart failure hospitalizations: results from the SELENE HF study. Europace 24（2）：234-244, 2022.

遠隔モニタリング

> **Point**
> - 遠隔モニタリングを併用することで，外来診療の省力化だけでなく，患者の予後を改善する可能性もあります。
> - 遠隔モニタリングを行う場合でも年1回以上の対面診療を行うことが推奨されています。

　遠隔モニタリングとは，患者が自宅に居る状態で，医療サイドでデバイスのデータを閲覧することができるシステムです。自宅に設置したトランスミッタとよばれる通信機器が電話回線を介してデバイスの情報をメーカーのサーバに送り，医療者はその情報を厳重なセキュリティ管理下にある各社のウェブ上で確認します（**図1**）。Boston Scientific社のLATITUDEというシステムでは，デバイス情報だけでなく，専用の血圧計・体重計を用いることで血圧・体重も連動したモニタリング可能となっています。

図1 SmartDelayアルゴリズム

①**コミュニケータ**とよばれる送信機を使い，自宅で植込み型機器の情報を自動的に無線で読み込みます。
②コミュニケータは，読み込んだ植込み型機器の情報を，電話回線などを通じて，情報を管理する**専用サーバ**へ送信します。送信は，自宅の電話回線か，USB携帯アダプタによる携帯電話回線を通じて行います。
③担当医や医療スタッフは，専用サーバへ送られた植込み型機器の情報をパソコン，タブレット端末，スマートフォンから閲覧できます。もし異常がある場合は必要に応じて自宅へ連絡します。

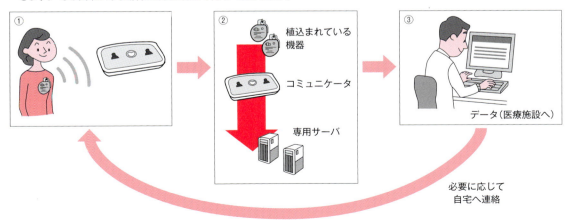

VIII 各種遠隔モニタリング機能を活用しよう

　デバイスとトランスミッタの間で行われるデータ通信は，患者の操作が必要な手動タイプと，操作が不要な自動タイプがあります（**表1**）。手動タイプでは，患者がトランスミッタに接続しているワンドをデバイスが植込まれている部位の上にあてて送信ボタンを押すだけで，データが送信されます。==自動送信タイプでは，就寝する場所の近くにトランスミッタを置いておくと，就寝中に定期的に無線でペースメーカからトランスミッタへ情報が転送されます==。送信間隔は医療者が任意に決められますが，月に1回とすることが多いです（BIOTRONIK社は自動でデイリー送信のみ）。また，これとは別に心室頻拍や心房細動など不整脈イベント，ペーシング閾値の上昇，リードインピーダンスの急な変化やバッテリの低下，心不全指標の悪化などあらかじめ設定しておいた条件を満たす場合には，緊急でデータの送信がなされます。同時にアラートイベントが送信されたことが担当医へe-mailやファクシミリで連絡されます。なお，トランスミッタは患者診断情報などの読み取りおよび伝送を行うのみの機器であり，デバイスの設定変更はできません。各社のトランスミッタを示します（**表2**）。

表1　各社の遠隔モニタリングシステム

	Medtronic社	Boston Scientific社	Abbott社	BIOTRONIK社	MicroPort社
システムの名称	CareLink Network	LATITUDE NXT	Merlin.net	Home Monitoring	Smartview
無線送信	可	可（S-ICDは手動送信）	可	可	可（有線もあり）
最短送信間隔	毎週	毎週	毎週	毎日	毎日
送信時間	夜間 変更不可	夜間 変更不可	午前2～4時 設定不可	24時間 設定可	24時間 設定可
緊急アラート ショック作動 抗頻拍ペーシング作動 チャージ中の自然停止	◯ ◯ ×	◯ ◯ ×	◯ ◯ ◯	◯ ◯ ◯	◯ ◯ ×
そのほか	無線アラートが72時間以内の送信に成功しないとデバイスからアラート音が鳴る	―	―	―	―

表2 各社のトランスミッタ

	Medtronic社	Boston Scientific社	Abbott社	BIOTRONIK社	MicroPort社
通信機器の名称	MyCareLink Relay	LATITUDE Wirelessコミュニケータ	myMerlinPulseアプリ*	カーディオメッセンジャー	スマートビュー・モニター
通信距離	Bluetooth（3m以内）による自動送信＆手動送信	3m以内	1.5m以内	15cm以上2m以内	2m以内
写真					

＊：Gallantの遠隔モニタリングはスマートフォンのアプリのみ（iPhone, Androidどちらも可）。スマートフォンをもっていない場合は無償レンタルが可能。

（写真は各社のご厚意により提供）

このように遠隔モニタリングを行うことで，デバイスの異常や不整脈・心不全の早期発見と対応が可能です。遠隔モニタリングを上手に併用することで対面診療としての外来診療の省力化や外来受診間隔の延長などだけでなく，患者の予後を改善する可能性も示されています[1,2]。ただし，日本不整脈心電学会の「心臓植込型デバイスにおける遠隔モニタリングステートメント」（2022年10月）では，遠隔モニタリングに加えて，年1回以上の対面診療を行うことが推奨されています。わが国では2024年の診療報酬改定で，植込み型除細動器（ICD）／心臓再同期療法（CRT）の遠隔モニタリング加算は480点／月（ペースメーカは260点／月）と定められており，外来でデバイスチェックを行ったときにICD/CRT指導管理料520点（ペースメーカ300点）のほかに，最大11カ月まで遠隔モニタリングを行った月数を乗じた点数が加算可能です。

ICD：implantable cardioverter defibrillator

CRT：cardiac resynchronization therapy

文献

1) Mabo P, Victor F, Bazin P, et al : A randomized trial of long-term remote monitoring of pacemaker recipients (the COMPAS trial). Eur Heart J 33 : 1105-1111, 2012.
2) Crossley GH, Chen J, Choucair W, et al : Clinical benefits of remote versus transtelephonic monitoring of implanted pacemakers. J Am Coll Cardiol 54 : 2012-2019, 2009.

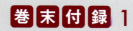

ICD/CRT関連用語略語集

AF	atrial fibrillation
AT	atrial tachycardia
ATP	antitachycardia pacing
AVNRT	atrioventricular nodal reentrant tachycardia
AVRT	atrioventricular reciprocating tachycardia
CRT	cardiac resynchronization therapy
CRT-D	cardiac resynchronization therapy-defibrillator
CRT-P	cardiac resynchronization therapy-pacemaker
CV	cardioversion
ERI	elective replacement indicator
FVT	fast ventricular tachycardia
ICD	implantable cardioverter defibrillator
MRI	magnetic resonance imaging
NID	number of intervals needed to detect
NYHA	New York Heart Association
PNS	phrenic nerve stimulation
PVARP	post-ventricular atrial refractory period
RRT	recommended replacement time
SVT	supraventricular tachycardia
S-ICD	subcutaneous implantable cardioverter defibrillator
TDI	tachycardia detection interval
TV-ICD	transvenous implantable cardioverter defibrillator
TWOS	T wave oversensing
VF	ventricular fibrillation
VT	ventricular tachycardia

巻末付録 2
代表的な各社デバイスとプログラマ比較一覧

本編で解説されている各社の代表的なペースメーカとプログラマの一覧を示します（**表1**）。

表1 各社デバイスとプログラマ一覧

	Medtronic社	Boston Scientific社	Abbott社
本書で主に解説したICD	Cobalt XT DR	RESONATE DR EL	Gallant DR
本書で主に解説したCRT-P	Percepta MRI CRT-P	VISIONIST X4 CRT-P	Quadra Allure MP
本書で主に解説した	Cobalt XT HF CRT-D	RESONATE X4 CRT-D	Gallant HF
プログラマ	SmartSync	The LATITUDE Programming System, Model 3300	Merlin 3650 Patient Care System Programmer
プログラマの特徴	ポータブルで直感的かつシンプルなユーザーインターフェースのデザイン	Bluetooth，Wi-Fiを介したインターネット接続でデータ転送や印刷が可能	15インチのタッチスクリーンを装着。注釈付きのイベントマーカーを使用

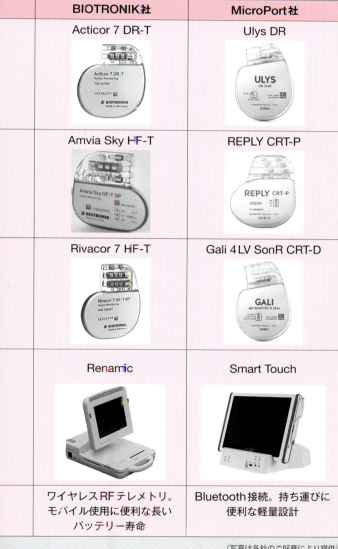

BIOTRONIK社	MicroPort社
Acticor 7 DR-T	Ulys DR
Amvia Sky HF-T	REPLY CRT-P
Rivacor 7 HF-T	Gali 4 LV SonR CRT-D
Renamic	Smart Touch
ワイヤレスRFテレメトリ。モバイル使用に便利な長いバッテリー寿命	Bluetooth接続。持ち運びに便利な軽量設計

(写真は各社のご好意により提供)

索引

【あ】

アラート音……………………………… 105
アンダーセンシング………………… 8, 98
一次予防………………………………… 41
医療機器トラッキング制度………… 118
インテグレーテッドバイポーラ………… 4
植込み型除細動器/心臓再同期療法外来
　　　　…………………………………… 80
エキスパートコンセンサス………… 6, 43
エレクトリカルストーム……………… 96
遠隔モニタリング…………………… 145
横隔神経刺激………………………… 114
オートキャパシタフォーメーション… 39
オーバーセンシング…………………… 91
オンセット基準………………………… 20

【か】

カウント増減アルゴリズム…………… 17
カルディオバージョン…………… 32, 33
完全皮下植込み型除細動器………… 126
偽性融合収縮…………………………… 81
胸郭インピーダンス………………… 135
検出ゾーン設定………………………… 41
抗頻拍ペーシング………………… 26, 74
コミッティッドタイプ………………… 35
コンディショナルゾーン…………… 128
コンバインドカウンタ………………… 24

【さ】

再検出…………………………………… 19
サイズ…………………………………3, 49
左室リード…………………………… 115
　　――刺激閾値上昇……………… 115
至適左室ペーシング部位……………… 67
至適AV/VV時間………………………… 59
磁気共鳴画像検査…………………… 121
自動感度調節……………………… 8, 12
自動サマリー機能……………………… 83
自動ペーシング治療設定機能………… 32
充電時間………………………………… 39
出力波形………………………………… 36
上室頻拍………………………………… 19
除細動閾値……………………………… 97
ショック作動…………………………… 90
ショックゾーン……………………… 128
ショックリダクション………………… 90
シングルコイル………………………… 38
心室センシングイベント…………… 112
心室伝導時間…………………………… 58
心室不整脈……………………………… 77
心室不整脈エピソードデータ……… 132
心室ペーシングパルス……………… 112

INDEX

心拍変動 … 141
心不全 … 135
心不全徴候 … 83
心房カルディオバージョン … 74
心房トラッキング不全 … 110
心房細動 … 74
心房不整脈エピソードデータ … 132
睡眠傾斜 … 141
スタビリティ基準 … 21
センシング … 8, 52
センシング機能 … 127

【た】

待期時間 … 91
単相性 … 36
チルト … 36
追加バースト刺激 … 30
デュアルコイル … 38
電気ショック治療 … 32
電気的除細動 … 32, 34
電気メス … 120
電池 … 3, 49
伝導AFレスポンス … 108
トゥルーバイポーラ … 4
特定医療機器登録制度 … 118

【な】

二次予防 … 41, 42
二相性 … 36
ノイズ … 95
ノイズ識別機能 … 25
ノンコミティドタイプ … 35
ノンレスポンダー … 106

【は】

バーストペーシング … 28
ハイパスフィルタ機能 … 93
パルス幅 … 36
非致死性不整脈 … 94
頻脈性心室不整脈 … 14
不具合事象 … 118
不整脈検出 … 40
不整脈検出心拍数 … 90
不整脈治療 … 42
不適切作動 … 91
米国不整脈学会 … 43
ペーシング … 6, 52
房室間隔 … 58
ポケット刺激 … 104
発作性心房細動 … 74, 107
　――に対する治療 … 74

153

【ま】

マグネットレスポンス ……………… 121
マルチポイントペーシング …………… 71
モード ……………………………… 6, 52

【や】

陽極刺激 ……………………………… 113

【ら】

ランププラスペーシング ……………… 29
ランプペーシング ……………………… 28
リードインピーダンス ………………… 101
リード線 …………………………… 3, 50
リード線不良 …………………………… 95
リード断線 …………………………… 102
リード抵抗 …………………………… 101
リードリーク ………………………… 102
両室ペーシング機能付き植込み型
　除細動器 ………………………… 48, 77
両室ペーシング率 ……………………… 81
両室ペースメーカ ……………………… 48
連続周期アルゴリズム ………………… 15

【わ】

ワイヤレステレメトリ ………………… 85

【A】

AdaptivCRT ……………………………… 59
AFモニター ……………………………… 130
anodal stimulation …………………… 113
antitachycardia pacing（ATP）
　………………………………… 26, 74, 91
AP Scanトレンド ……………………… 142
ATP Before Charging ………………… 35, 91
ATP During Charging ………………… 35, 91
ATP One Shot …………………………… 32
ATP optimization ……………………… 32
Atrial ATP機能 ………………………… 75
AUTOMRI ……………………………… 125
Auto LV VectorOpt ……………………… 70
Auto switch ATP ……………………… 32
AVインターバル ………………………… 59
AVディレイ ……………………………… 58
atrial fibrillation（AF）………… 74, 107

【B，C】

Bluetooth Low Energy（BLE）………… 87
cardiac resynchronization therapy–
　defibrillator（CRT-D）………… 48, 77
CorVue ………………………………… 138
CRT AutoAdapt ………………………… 64

INDEX

【D, E, F】
DeFT Response ... 38, 97
dyssynchrony ... 48
EffectivCRT ... 83
EffectivCRT During AF ... 109
electrical storm ... 96
fast ventricular tachycardia (FVT) ... 91

【H, I】
heart rate variability (HRV) ... 141
Heart Rhythm Society (HRS) ... 43
HeartInsight ... 143
HeartLogic ... 142
high defibrillation threshold (high DFT)
... 97
ICD/CRT外来 ... 80
intrinsic ATP (iATP) ... 31

【L, M】
latency ... 115
LV Capture Management ... 53
magnetic resonance imaging (MRI)
... 121
MP ... 73
MRI AutoDetect ... 125
Multiple Point Pacing ... 71

MultiPointペーシング ... 71, 72
Multipole Pacing ... 73

【O, P】
OptiVol2.0 ... 136
PaceSafe LVAT ... 53
phrenic nerve stimulation (PNS) ... 114
Post shock pacing ... 6
P/Rパターン識別 ... 22

【Q, R】
QRS波形識別 ... 22
QuickOpt ... 62
Reactive ATP ... 74

【S】
SmartDelay ... 61
SmartMode ... 32
SmartVector ... 71
SMART Pass ... 128
SonR ... 65
ST Monitoring ... 139
subcutaneous implantable cardioverter
　defibrillator (S-ICD) ... 126
　――の設定 ... 128

supraventricular tachycardia (SVT) ……………… 19, 20
　——との鑑別 …………… 20
SyncAV Plus ……………… 62
S1 ………………………… 140
S3 ………………………… 140

【T】

Thoracic impedance …………… 137
Tracking Preference …………… 110
T Wave discrimination ………… 93
T wave oversensing (TWOS) …… 127
T波 ……………………………… 91
　——のオーバーセンシング… 91, 127

【V】

VectorExpress 2.0 ……………… 67
VectorGuide …………………… 67
VectSelect Quartet …………… 67
ventricular fibrillation (VF) …… 98
　——のアンダーセンシング…… 98

ventricular tachycardia (VT) ……… 91
VF Therapy Assurance …………… 98
VF検出アルゴリズム ……………… 15
VFゾーン ………………………… 42
　——での治療設定 ……………… 42
VTゾーン ……………………… 42, 91
　——での治療設定 ……………… 42
VT検出アルゴリズム ……………… 19
VT/VF検出機能 …………………… 15
VVディレイ ……………………… 58

【X】

X線CT検査 ……………………… 125
X/Y検出アルゴリズム …………… 17

【数字】

Ⅰ音 ……………………………… 140
Ⅲ音 ……………………………… 140

著者紹介 五関善成（ごせきよしなり）

平成 元年		東京医科大学卒業
平成 5年 3月		東京医科大学大学院内科学第2講座修了

略歴
平成 5年 9月	横浜赤十字病院循環器内科
平成 9年 9月	California 大学 San Francisco 校 心臓電気生理学部門へ留学
平成12年 6月	東京医科大学八王子医療センター 循環器内科
平成14年11月	東京医科大学第2内科助手
平成18年 3月	東京医科大学第2内科講師 以後病棟長，外来医長，医局長を歴任
平成28年 9月	厚生中央病院循環器内科部長
令和 4年10月	厚生中央病院副院長 現在に至る

取得資格
日本内科学会総合内科専門医，日本医師会認定産業医，日本循環器学会専門医，日本不整脈心電学会認定不整脈専門医，人間ドック健診専門医

所属学会
日本内科学会，日本循環器学会，日本不整脈心電学会，日本総合健診医学会

こんなときどうする　ICD&CRT プログラミングのキモ！

2025年4月1日　第1版第1刷発行

■監　修	山科　章	やましな あきら
■著　者	五関善成	ごせき よしなり
■発行者	吉田富生	
■発行所	株式会社メジカルビュー社	
	〒162-0845 東京都新宿区市谷本村町2-30	
	電話　03(5228)2050(代表)	
	ホームページ https://www.medicalview.co.jp/	
	営業部　FAX　03(5228)2059	
	E-mail　eigyo@medicalview.co.jp	
	編集部　FAX　03(5228)2062	
	E-mail　ed@medicalview.co.jp	
■印刷所	三美印刷株式会社	

ISBN 978-4-7583-2209-6　C3047

©MEDICAL VIEW, 2025.　Printed in Japan

・本書に掲載された著作物の複写・複製・転載・翻訳・データベースへの取り込みおよび送信（送信可能化権を含む）・上映・譲渡に関する許諾権は，(株)メジカルビュー社が保有しています．
・JCOPY〈出版者著作権管理機構 委託出版物〉
本書の無断複製は著作権法上での例外を除き禁じられています．複製される場合は，そのつど事前に，出版者著作権管理機構（電話 03-5244-5088，FAX 03-5244-5089 e-mail：info@jcopy.or.jp）の許諾を得てください．
・本書をコピー，スキャン，デジタルデータ化するなどの複製を無許諾で行う行為は，著作権法上での限られた例外（「私的使用のための複製」など）を除き禁じられています．大学，病院，企業などにおいて，研究活動，診察を含み業務上使用する目的で上記の行為を行うことは私的使用には該当せず違法です．また私的使用のためであっても，代行業者等の第三者に依頼して上記の行為を行うことは違法となります．